U0069484

[贏戰肺癌] 目錄

Contents

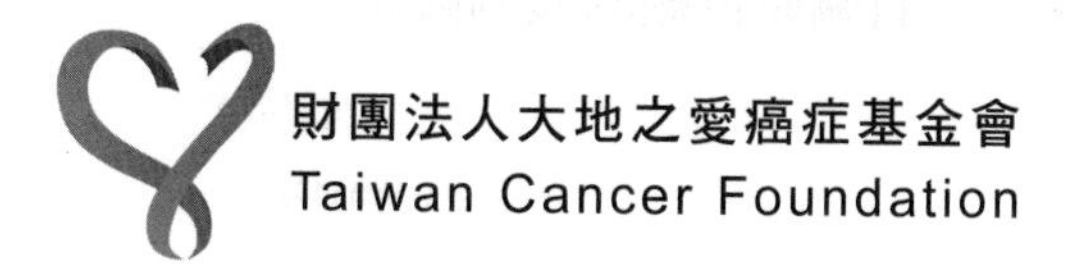

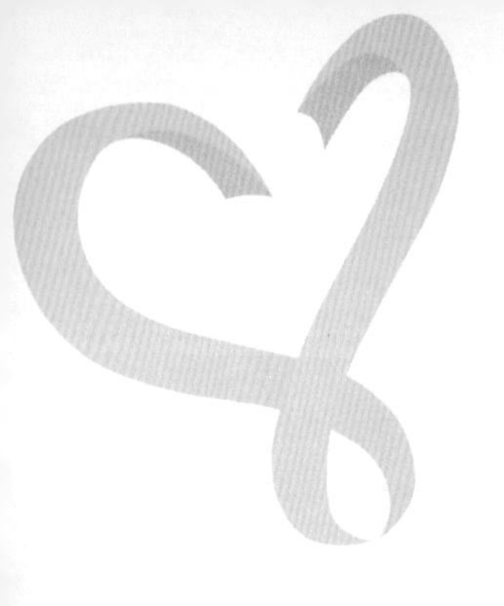

009 | **基金會宗旨**

011 | **基金會陳董事長序**

012 | **台灣大學楊校長序**

013 | **陳醫師自序**

015 | **醫師愛的叮嚀**

綜論篇

017 | 了解自己的肺臟功能

023 | 肺癌的可能原因

027 | 肺炎與肺癌 千萬別混淆

031 | 肺癌的類別與免 疫力的關係

034 | 有關原位癌的幾個觀念

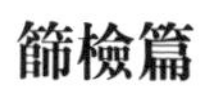

篩檢篇

039｜ 談肺癌的篩檢與診斷

044｜ 良性腫瘤與惡性腫瘤的不同

047｜ 肺部結節　先別驚慌

052｜ 談談癌指數

檢查及分期篇

056｜ 切片會讓癌細胞擴散嗎

059｜ 肺癌分期的作用與小細胞癌的分期 1

062｜ 肺癌分期的作用與非小細胞癌的分期 II

068｜ 淋巴結轉移　分期檢查

073｜ 正子攝影與肺癌治療

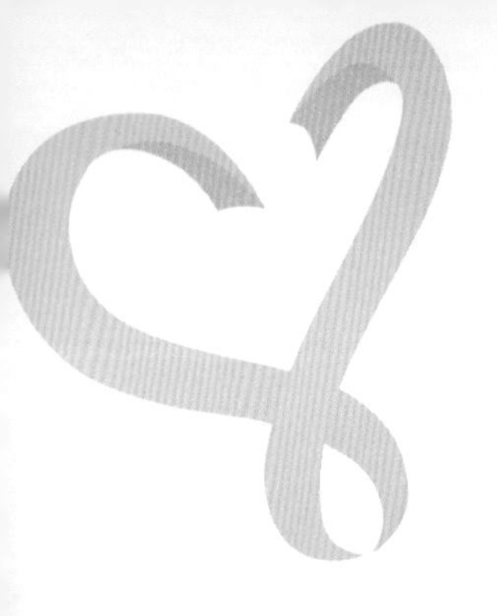

治療篇

078 | 概說肺癌的治療方式

084 | 瞬念之間　也許就得到了治療的契機

087 | 常見的肺臟切除的手術

093 | 肺癌手術安全與否的評估

097 | 肺藏手術後可能的併發症

100 | 談談肺臟腫瘤切除的術後照護 I

106 | 談談肺臟腫瘤切除的術後照護 II

109 | 肺癌的放射線治療

114 | 談談放射線治療的副作用和照護

118 | 肺癌的化學藥物治療

123 | 談談化療藥物的副作用

126 | 化學藥物治療前後的照護事項

130 | 更換化學治療藥物的原則
134 | 肺癌常用的標靶治療 1
139 | 未來趨勢的標靶治療 11
142 | 人體臨床實驗
146 | 談癌末安寧的照護
152 | 女性肺癌患者適合懷孕嗎

預防及養生篇

154 | 肺癌的預防飲食
157 | 認識健康食品與藥品
162 | 肺癌病患的社會資源與心理調適

結論篇

168 | 我的健康醫療護照

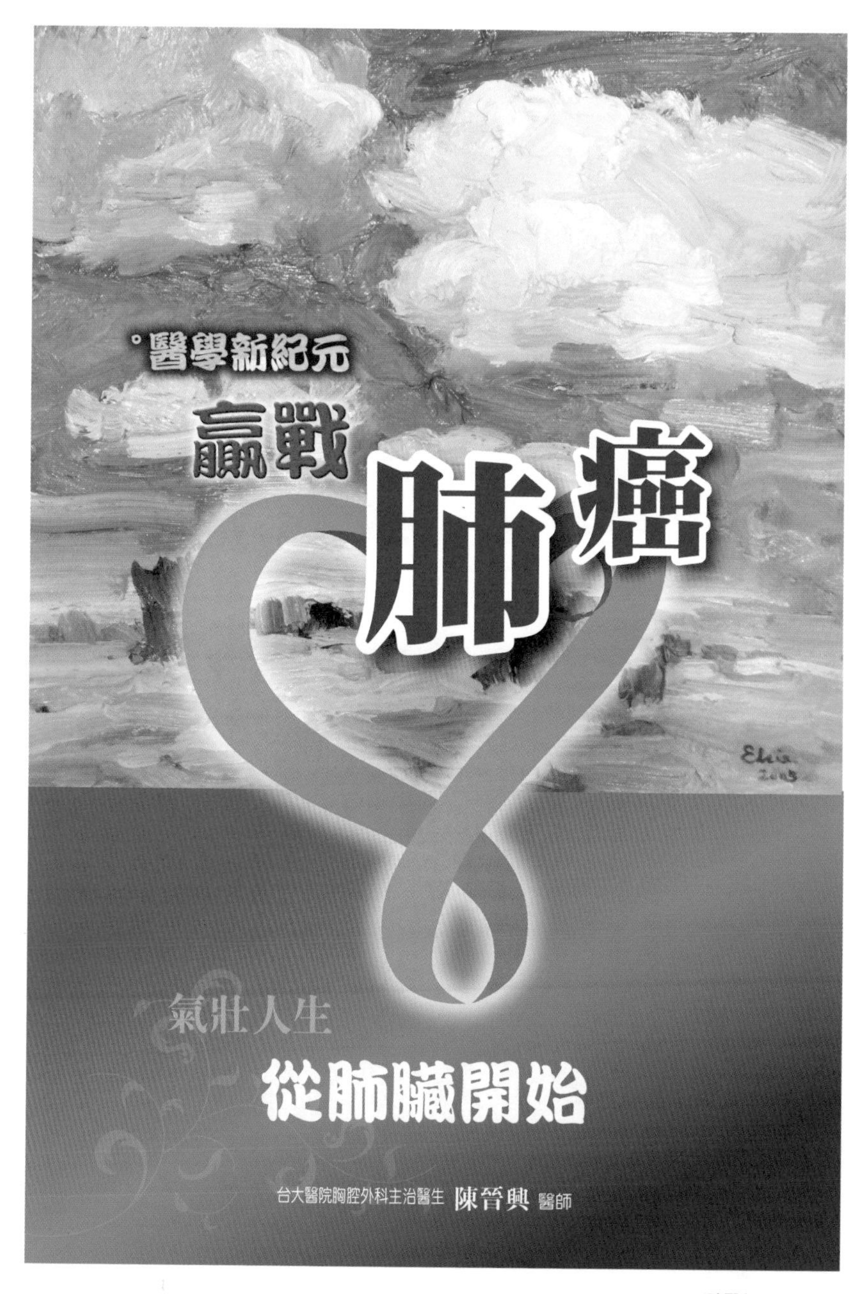

（陳醫師夫人作品）

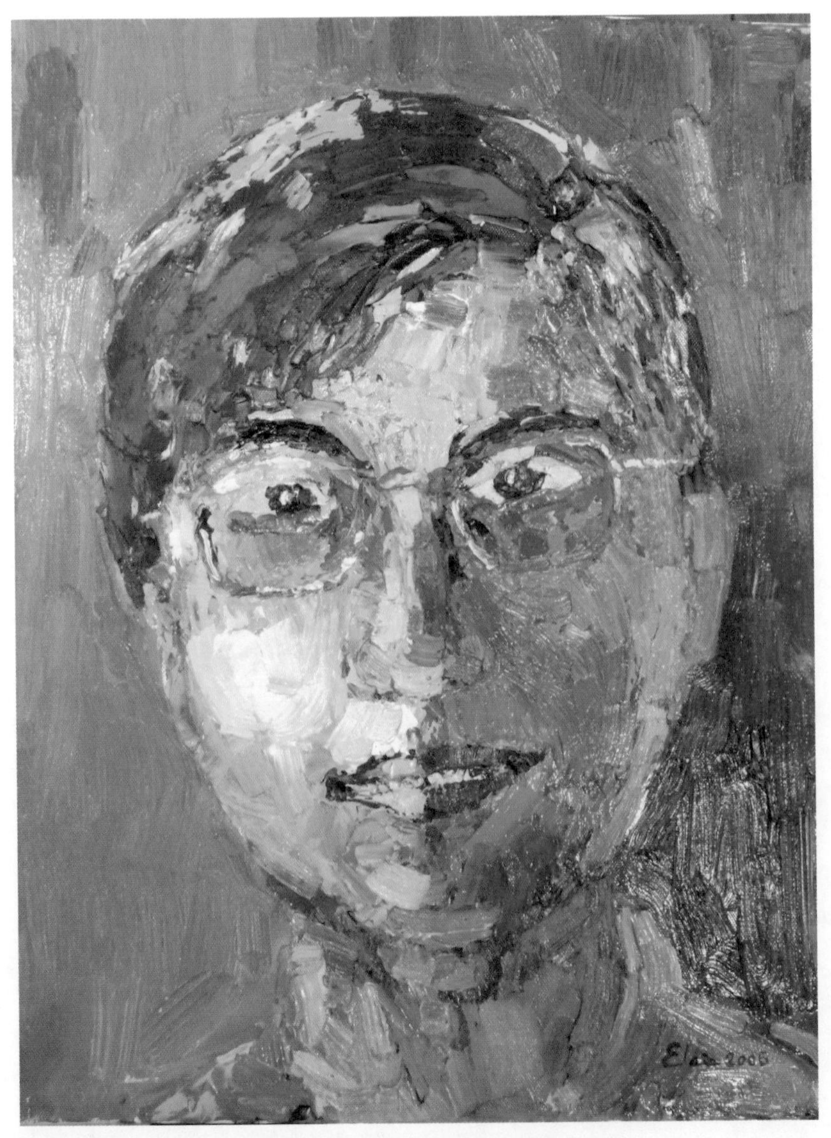

本書作者油畫像（陳醫師夫人作品）

基金會宗旨

多年來，癌症位居國人最大死亡原因的前幾名。罹癌病友及家屬也常遭受相當巨大的身心創傷，但台灣的醫療環境及健保政策未臻完善，對於癌症病友，始終僅侷限於疾病本身的治療，缺乏從「全人醫療」的理念去照顧癌症病患。

1995 年初，時任台大醫院副院長暨腫瘤部主任的謝長堯教授為催生台灣第一個以「人本醫療之癌症中心」而奔走。在他的號召下，多位有相同理念的產業界領袖，法、醫學界以及產業界的菁英共襄盛舉，於 1995 年元月 14 日成立「大地之愛癌症基金會」。成立初期，首先創設並培訓台灣腫瘤的專業志工，在癌症病房協助臨床工作，關懷與照顧癌症病友及其家屬，深獲各方好評，以及病友及家屬的歡迎。

同時，基金會為鼓勵有理想的年輕腫瘤醫師投入腫瘤研究，積極贊助年輕醫師學者的進修與研究計劃。多年來，受本會資助的研究成果斐然，對癌症治療與病因探討都貢良多。近年來，本會更積極由癌症病患與家屬之身心關懷，走入群眾，宣導「癌症預防勝於治療」的重要觀念。

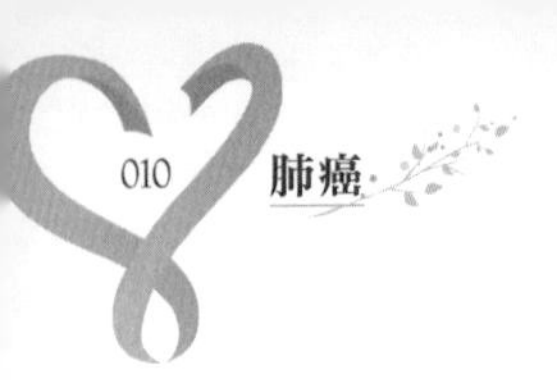

2010 年初，由惠碁生物科技董事長陳擇銘博士接任本基金會董事長。憂心癌症病友可能因為苦於無新治療方式的管道及資訊，基金會更結合了癌症醫療專業、產業及具有醫藥專業訓練的志工，建立癌症病友與臨床試驗的連結平台，協助病友洽詢適當的臨床試驗，減低病友的治療負擔，或增加病友的存活機會。對台灣癌症病友的身心靈三合一之關懷，是基金會永續的使命。

我們基金會的宗旨

1. 以「人本醫療」之理念，協助癌症病友與家屬克服治療過程之身心病痛。

2. 結合社會資源，積極宣導「預防勝於治療」。

3. 協助台灣本土癌症之研究，提昇癌症治療之效果與品質。

4. 成立癌症病友與臨床試驗之平台，協助癌症病友對癌症治療的可近性。

基金會董事長序

多年來癌症位居國人最大死亡原因第一名，罹癌病友及家屬也常遭受相當巨大之身心創傷。但台灣的醫療環境及健保政策未臻完善，對於癌症病友，僅侷限於疾病本身的治療，缺乏從「全人醫療」的理念去照顧癌症病患。

「全人醫療」的理念中，一個很重要的元素是要讓罹癌病友及家屬能充分了解所罹癌症的病因，治療選項，以及治療前後的照顧等。

坊間雖已有不少由癌症專家親筆撰寫，內容相當充實的癌症相關書籍，卻經常因文字太過專業　而造成艱澀難懂。

有鑑於此，我們就結合癌症專家與作家，讓癌症專家的專業知識，透過作家的筆觸，轉換成明顯易懂的文字。希望能讓罹癌病友及家屬獲得正確的癌症知識，進而對癌症的治療與照顧能有事半功倍的助益。

大地之愛癌症基金會
董事長

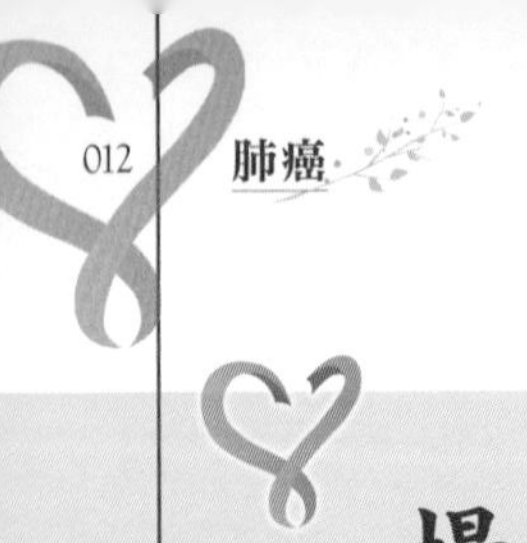

楊校長序

肺癌是國人健康的最大殺手。 病患在罹患初期並沒有症兆，一旦發現通常都已經是末期了。晚期肺癌治療不僅復發率高，死亡率也高，因此讓社會大眾了解肺癌篩檢及防治的基本常識，是刻不容緩的重要議題。

陳晉興教授是位非常優秀的胸腔外科醫師，不僅在肺癌專業及胸腔手術學有專精，研究及教學亦屢獲肯定。很感謝陳教授在忙碌的教學、研究、服務及行政工作外，還能站在病患角度，與陳亞南老師共同出版「贏戰肺癌」一書。此書以病患切身的問題為出發點，深入淺出介紹肺癌相關的成因、診療、營養及保健等問題，並提供篩檢及治療的最新進展，對於肺癌病患及親屬好友，提供了許多寶貴且重要的資訊。

期待這本書能幫助到每位關心生命、珍惜健康的朋友，真正的贏戰肺癌。

國立台灣大學／ 校長
中央研究院／ 院士 楊泮池

陳醫師自序

行醫二十餘年，診治過數千位肺癌病患，深深覺得肺癌已經變成台灣的新國病了。

台灣每年有超過一萬位新診斷的肺癌病患，其中超過八千人死亡，但一般民眾對於這個新世紀黑死病卻很少了解。大多數人不知道肺癌的原因，不知道如何預防，甚至不知道如何早期診斷及治療，因無知引起的恐懼，甚至超越了疾病本身。有些是肺癌初期，早已手術根治，卻因為親戚好友的不好經驗，終日生活於恐懼之中。但也有人明明可以治癒或控制，卻誤信偏方，枉送性命。雖然診治的病患越來越多，但是同時行政及研究教學也越來越忙，想要好好和病患交談或衛教變得遙不可及。於是想到：若能有一本書，清楚描述肺癌病患最常問，最迫切知道的問題，必定能讓他們面對這個疾病時，不再徬徨無助。

本書的完成，多虧癌症基金會董事長陳擇銘院長的鼓勵，以及陳亞南老師的幫忙。回想許多周末的上午和亞南老師在台大醫學人文博物館的咖啡廳互相討論的情景，實在令人感動。不論我講得再茫無頭緒，亞南

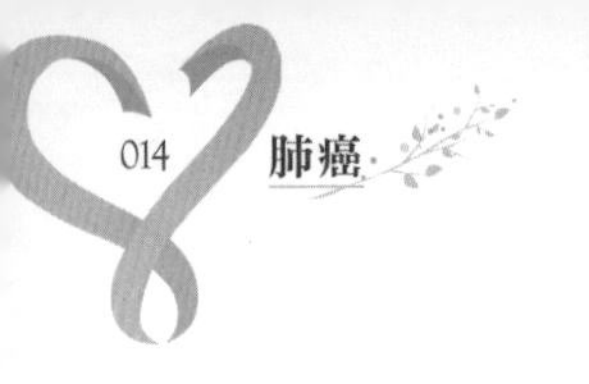

老師總是能將我講述的內容整理成易讀易懂的洗鍊文字，並定期在陳院長的大地之愛癌症基金會網站刊載，前輩的督促，才讓我有持續往前的動力，同時我也謝謝我辛苦持家的親愛老婆和我兩位可愛乖巧的小孩，本書某些插圖就是他們的作品。由於他們的支持，才能讓我在繁忙辛苦的行醫生涯，無後顧之憂。

本書是我的第二本肺病專書。第一本「肺與肺病」於十年前完成，主要的目的是希望讓讀者對於肺臟、肺功能、及常見肺病能有了解，是一本較為專業，但可能流於深澀的書。因此本書一開始就是希望寫一本較為通俗的書，讓沒有醫療背景的民眾也能得到肺癌的常識，尤其也希望肺癌病患能閱讀並運用此書一解許多檢查及治療時的疑惑。更希望藉由此書，促成國家對肺癌篩檢及防治的重視，讓台灣民眾早日脫離談肺癌色變的夢魘。

陳晉興

醫師愛的叮嚀

* 醫學奇蹟在早期診斷早期治療。
* 四十歲以上建議來作低劑量電腦斷層肺癌篩檢。
* 力行健康四寶生活：
  充足的睡眠、適度的運動、
  均衡的營養、樂觀的心態。
* 不要迷信偏方，勇敢接受治療。
* 恆心定期追蹤。
* 不要悲觀，目前臨床的新藥很多，未來一定有
  更好的藥物，一定要積極樂觀。

壹 綜論篇

健康靠自己把關
從肺臟開始
氣壯人生

*了解自己的肺臟功能

陳醫師：

我常常一動就喘，肺部檢查卻很健康，有醫師建議我去做肺功能檢查。

我看過一篇報導，說要想長壽，一定要增強肺功能。

陳醫師，我很想了解自己的肺功能，要從哪兒著手呢？敬請指教。

祝

身體健康

讀者　何向榮敬上

何先生：你好。

了解自己的肺功能，這是很重要的人生功課，從對自己肺功能的了解，才可說是知道自己的健康狀況，很多人說肝功能很重要，其實不僅肝功能、肺功能，身上的每一器官功能都不可或缺。

何先生：信中談到你要做肺功能的測試檢查。

說來測試肺功能，包括好幾項檢查的。那麼，我就從了解肺臟的功能，來談吧！

肺臟的主要功能在於氣體交換，將空氣中的氧氣 O2 帶到身體內，再將二氧化碳 CO2 排到身體外。肺臟怎樣完成這樣的功能呢？

壹、肺臟的幫浦功能

呼吸器官的功能即是幫助人體細胞把外面的空氣吸進我們的肺臟裡；然後再把身體裡的髒空氣排出體外。吸氣時，胸壁往外擴張，肋骨向外，橫膈膜下降，使得胸腔內部空間變大，空氣就順著呼吸道進入肺臟，在肺泡內進行氣體交換；然後呼氣時，胸壁向內收縮，橫膈膜往上，使胸腔內部空間減少，二氧化碳順勢排出體外。這就是肺臟的幫浦功能。

然而這肺臟的幫浦功能，也牽涉到肺部的肌肉，呼吸肌肉、橫膈膜肌肉是否有力量？ 吸氣、吐氣是很機械性的，但是吸進空氣一次能帶進多少？吐氣一次排出多少？這即是一般人認為的肺活量。

肺臟吐氣吸氣功能非常重要的，假如說呼吸氣管內有痰，要排出痰來，就需要足夠的肺活量，如果肺活量不夠，痰吐不出，痰愈積愈多，肺部就會發炎。所以要增加肺部的力量，增加肺活量，這力量就要訓練胸部的肌肉，也需要訓練橫膈的力量，也是一般人說的丹田之力。〈參考附圖一〉

貳、肺泡的擴散作用及氧合能力

肺臟不斷的輪流的吸氣、吐氣，把空氣帶進來又再排出去。

把空氣帶進來仔細說就是帶進肺泡內；然而，在肺泡內怎樣進行氣體交換，能否進行氣體交換？

氧氣的進入血液是要靠擴散作用的。當帶有氧氣的空氣進入肺泡後，肺泡內便含有較高濃度的氧氣，氧氣要穿透一層肺泡膜，進入微血管，肺泡佈滿了微血管，於是在這裡進行擴散，移過來時，微血管內本來是缺氧血，立刻變成充氧血被紅血球接走。因為動脈內有了充氧血，壓力大、濃度高，至於二氧化碳 CO2 濃度很低，便很快被排出而回到肺泡內。〈參考附圖二〉

另外一種能力就是氧合能力，正常健康的肺臟很容易進行這種擴散作用，完成氧合功能。但是肺臟有病變，或有些老菸槍，肺泡膜纖維化非常厚，即使吸進空氣到達肺泡，氧氣也無法穿透肺泡膜，無法進行良好的氣體交換功能，這也是為什麼醫師會建議大家不要抽菸的原因了。

那麼又要如何測量這種功能呢？

（1）DLCO　一氧化碳擴散能力測試

DL 是擴散，CO 是一氧化碳，這種 DLCO 一氧化碳擴散能力的測試，因為一氧化碳 CO 結合能力大於氧氣 O2，所以利用一氧化碳 CO 來檢測動脈的氧合能力。一氧化碳擴散能力差的病患，代表肺泡中的氧氣無法有效擴散至微血管，造成病患氧氣不足及氣喘。

（2）ABG 動脈血液氣體分析

動脈血液氣體分析可了解病患血中氧氣及二氧化碳的量。動脈血中氧氣不足或二氧化碳太高都是肺功能不好的指標。

以上方法都是要測試我們的肺臟功能，一般來說一氧化碳擴散能力不好，把氧氣帶進來的能力就差，身體裡的血氧就會減少。若幫浦功能不好，二氧化碳排不出去，二氧化碳的量便會上升。不論血氧不足或二氧化碳太高，都會引起呼吸困難及氣喘。

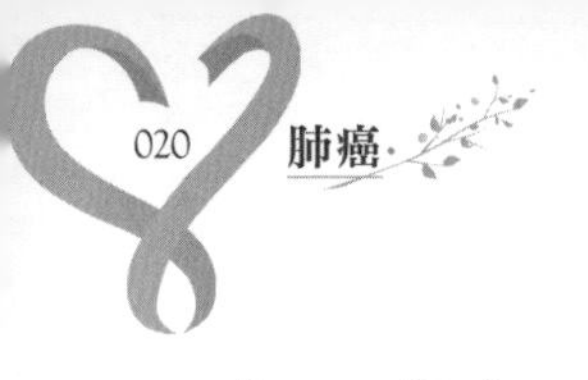

叁、運動肺功能

肺部的呼吸可說是三部曲，把空氣吸進來吐出去是第一部曲；在肺泡裡的氣體交換，就是第二部曲；然後把充氧血帶到心臟，從心臟把血液打到全身，全身細胞才有足夠的氧氣使用，則是第三部曲，也叫運動肺功能。

運動肺功能在測試周圍組織細胞的耗氧量，因為必需要有足夠的氧氣供應，才能供身體耗消。所以可以這麼說：它代表的是整體功能。

簡單而言：肺功能應該包括這三部分，肺功能的嚴謹檢查也要包含這三部分， 這也已經包含了整個心肺功能，先天心臟病也會影響肺功能。因而倘若這三部分的中間任何一部分出了問題，都會是一種疾病了。

何先生，你要訓練自己的肺活量，不是吹吹氣而已，要測試肺功能也不是吹吹氣而已；要從胸部運動開始，讓呼吸肌肉要有力，橫膈膜有力，吸進空氣的功能才會順暢。

何先生，我不知道您是否身體比較肥胖？

比較肥胖的人，胖的時候肚子的壓力大，橫膈膜往上頂。我們的呼吸，有百分之七十要靠橫膈膜的作用，橫膈膜往上頂，無法做正常的收縮或放鬆，自然無法順暢呼吸，若要氣長氣壯，要讓橫膈膜有足夠的功能。

另外，不知你是否抽菸？抽菸、肺臟纖維化、肺水腫、肺炎，也會讓肺泡無法進行氣體交換，氧氣不足，也易氣喘；或者您也可以做做心臟檢查，心臟無力，也易氣喘。

總之不僅肺功能，身上的每一器官功能都很重要。讓我們每一個人都能為自己的健康盡一分力。

祝福你。

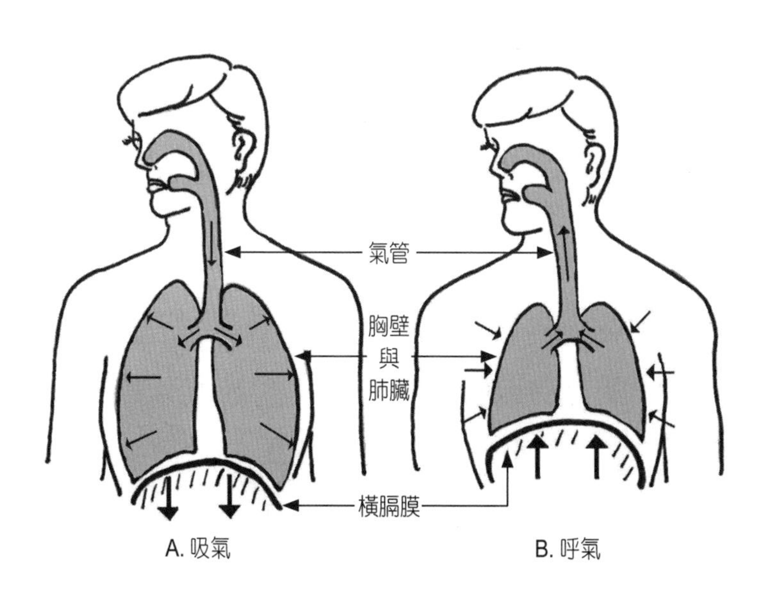

▲ 附圖一：人體的胸腔

人體的胸腔就像幫浦。吸氣時胸壁往外，橫膈膜往下，使外界空氣進入肺臟肺泡內進行氣體交換；吐氣時，則胸壁往內，橫膈膜往上，將空氣擠出胸腔。

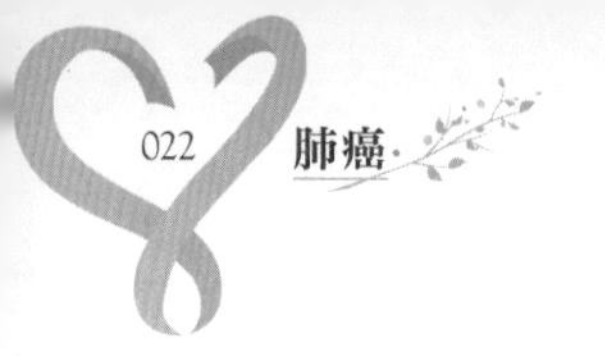

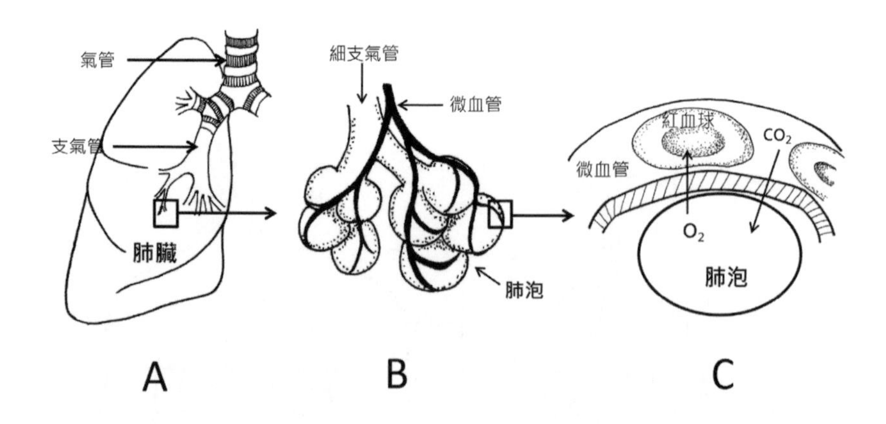

▲ 附圖二：肺臟及肺泡構造

肺臟及肺泡構造。B 為 A 的局部放大圖，顯示肺泡及微血管的構造。C 為 B 的局部放大圖，顯示氧氣（ O2 ）與二氧化碳 （ CO2 ） 的氣體交換。

*肺癌的可能原因

陳醫生：您好。

我不相信自己會得肺癌！

怎麼可能？

在學校裡做了例行X光檢查，我就不相信；後來做了電腦斷層，報告出來了，我還是不能相信。

我找不出自己得病的原因，我不抽菸。

呼——我好不甘心啊！

門診女病人 李明茲

明茲女士：你好。

此刻你一定充滿疑惑，怎麼會得到肺癌？

每一個人都不會相信、不能相信自己罹患了癌症，尤其肺癌每年都奪走數千國人的性命。在我行醫生涯裡，你已經是很勇敢的女士了。

很多人都在問為什麼會罹患肺癌，也就是問引起肺癌的原因。

我們都知道過去國人罹患的癌症以肝癌居第一，但是現今罹患肝癌的人數已經下降，因為罹患肝癌的原因，醫學界已經知之甚詳，所以可以正確預防，正確治療。然而肺癌，引起它的原因，

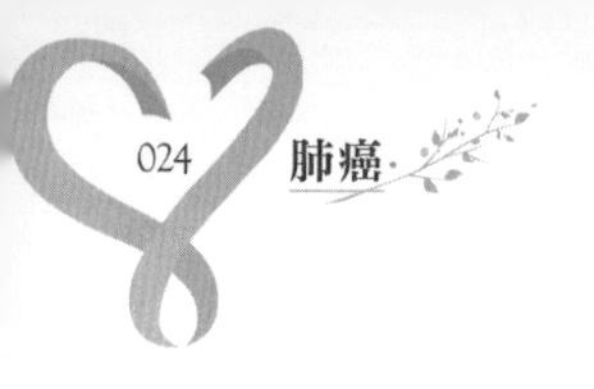

究竟是什麼，醫學界還有很多要探究的。因為原因不明，這也是醫學上急待要突破的。

很多病人都跟你一樣的有疑惑。因此詳細分析也是有意義的。

對於這個近年來已成國人健康之頭號殺手：肺癌，我個人認為還是跟個人體質及生活環境（如空氣污染）有關。

肺臟是由支氣管及肺泡所構成，肺癌由於支氣管及肺泡細胞發生病變且過度增生所造成。因為每個人體質不同，有人較易生病，有人則健康無事。說到跟體質有關，就要還原到病人本身，也就是病人的基因，有包含致癌基因的遺傳，我們一般說家族性病史，出生即注定了家族史。這是引起肺癌最危險的因子。

但是，若只有家族遺傳這一成因，何以近幾年，每年新增病患動則超過萬人？其中沒有任何家族病史的肺癌病人比例往往高於有家族性病史的。

所以我認為除基因之外，一定有環境因素。食衣住行在在有影響我們健康的因素，其中最大的是空氣。人隨時隨地要呼吸，飲食只有三餐，還可以有選擇，但是空氣很難能夠選擇，有賴大環境。

我從臨床病患肺癌的位置，來分析空氣和飲食對於肺癌的不同影響。我們的肺臟很特別，簡單的可以分成上半部和下半部，上半部肺臟空氣多，血流少；下半部則血流多，空氣少。隨著血流而來的致癌物質，會使肺癌好發生在肺臟下半部；而隨著空氣而來的致癌物質則容易發生於肺臟上半部。至於腫瘤會好發於肺臟的周邊或中間的呼吸道，則取決於吸入致癌物質粒子的大小。

吸進的髒空氣粒子若較大；顆粒大，便集中在中間呼吸道，稱「中央型肺癌」。吸菸引起的肺癌，大多屬於中央型肺癌。

但是現在有越來越多的肺癌患者，罹患周邊型肺癌。周邊型肺癌則並非吸菸關係。也說明了呼吸進入肺部的致癌粒子更小才到達周邊。肺部周邊組織沒有痛覺，因此周邊型肺癌初期完全沒有症狀。中間型肺癌，由於會引起呼吸道阻塞、咳嗽、咳血、呼吸困難，比較有早期發現的機率。可是周邊型肺癌沒有症狀，一旦有症狀，都因為已經擴散，腫瘤刺穿了肋膜，變成了惡性肋膜積水，發現的這時，病症往往已是肺癌第四期了，或轉移至其它器官或部位了。目前來說這也是肺癌診治上最大的挑戰。

所以來說，肺癌的發生原因實在不單純，健康要靠自己把關：

一、了解自己的體質或遺傳。

二、是否先前曾有肺部感染？

三、至少要從環境有關的事物關心起：

- 對食物，我們要注意關心某些食材會不會導致慢性中毒？
- 對住屋，要想一想我們的建材是否含有甲醛，裝潢是否只注重防熱、防火、防蟲，而不知其副作用？
- 我們的衣服是否含有過多的化學纖維？甚至女生使用的化妝品，是否摻用劣質香精？
- 對於大環境中的空氣，現代化大樓，中央空調是否能與戶外作空氣交換？
- 我們每天呼吸的空氣中懸浮粒是否過高？能否預防戴口罩？

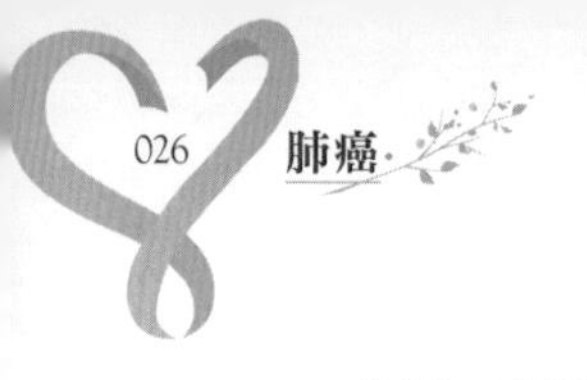

交通工具汽機車排放的廢氣，是否使用含鉛汽油？空氣中有多少化學物質或成分？

想到食衣住行中充滿了致癌物質，政府也無法立法約束或糾察，一定要我們自己警惕來達成一種共識。先做檢查、關心環境，不要曝露太久在汙濁的環境中，同時加強自身的免疫能力，這才是我們的對策。

李女士，不甘心之餘，我們是否能以自己作身教來呼籲大家一起努力？

下一次我會談談如何增強免疫力，供你和其他讀者參考，願你安心接受治療。

肺炎與肺癌 千萬別混淆

陳醫生：您好。

最近氣候變化很大，我的鄰居有人感冒引發肺炎，就去看醫生。結果竟然一住院就出不來了，醫生說是肺癌。肺炎嚴重就會變肺癌嗎？還是肺炎和肺癌有相同的病況呢？

陳醫師能耽誤您一些時間解說給我們聽，好嗎？謝謝！

讀者 陳怡芬敬上

陳小姐：您早。

深秋初冬氣候變化大，很容易感冒，我們都要多注意保暖和飲食健康。千萬不要疏忽而罹患感冒，再因不注意而惡化成肺炎。

肺炎是危險的，但是肺炎卻不同於肺癌的，可以這麼說：肺炎與肺癌是不同的病症及病狀的。

所謂肺炎，一般情形而言是指肺臟受細菌感染、病毒侵入或其他微生物感染。細菌、病毒或微生物，生長速度很快，所以有很強烈的發炎性感染。發炎感染時，肺臟的肺泡內充滿發炎物質，因而喪失交換氣體的功能，同時呼吸道會產生大量分泌物，導致病患出現呼吸困難等的典型病狀，包含咳嗽、 濃痰、發燒。這時胸部 X 光檢查可發現肺臟出現病變。

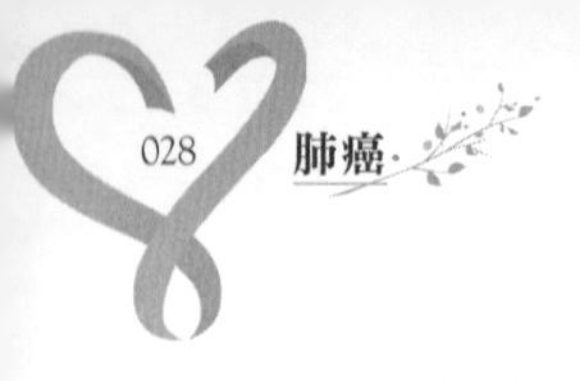

可是肺癌呢？

肺癌一般來說，則與免疫力有關。

肺癌是指肺臟的支氣管或肺泡上皮細胞發生變異且過度增生所造成。身體內細胞緩慢變成惡性，病人在初期時不易覺察不舒適，也沒有任何症狀被發現。

但是一旦肺癌慢慢長大，造成支氣管的壓迫或阻塞，就會引起發燒、咳嗽、呼吸困難，甚至引起「阻塞性肺炎」，病人因而前來就醫，就如你敘述的那位鄰居的情形。不過也可能有機會發現初期肺癌。可是絕對不是你所聽聞的誤傳：肺炎演變成肺癌。

人人聞肺癌而變色，肺癌常見的症狀又是什麼樣子？

肺癌初期無症狀，只能靠胸部電腦斷層篩檢。

肺癌中、晚期的症狀包含：

壹、中間型肺癌

① 阻塞型肺炎，阻塞了支氣管，而發燒、咳嗽、呼吸困難。

② 因癌細胞快速成長中所必須的血管搭建，因而出血、咳血或血痰。

貳、周邊型肺癌

癌細胞刺破肺膜，引發大量肋膜腔積水，而造成胸悶、氣喘現象。若照胸部 X 光則呈現單側肺臟全白影像。

叁、遠處轉移

（一）、肺部轉移

癌細胞侵占許多正常肺組織，以致呼吸功能微弱。

（二）、骨骼轉移

引發劇烈疼痛似骨折般，因為骨膜非常敏感，所以甚至必須使用嗎啡壓抑。

（三）、腦部轉移

視轉移部位而呈現不同症狀。

癌細胞轉移視覺區，眼睛看不到；若轉移語言區，失去語言功能。

若一般情形沒有在特別的某一區，只因腫瘤漸漸長大，當出現腦水腫、腦壓上升時，就會產生頭痛、嘔吐、意識不清或類似中風現象。

（四）、肝臟轉移

當百分之五十的肝臟受損，會出現肝功能異常，比如黃疸異常現象。

（五）、腎臟、腎上腺轉移

當癌細胞轉移至腎臟或腎上腺時候，並沒有特別症狀，卻常合併其他器官轉移。

往往一旦出現症狀，已經轉移出去了，才被發現。

肆、病人全身虛弱

因為病人身體內已有很多癌細胞，癌細胞會耗去很多能量；若有些癌細胞會分泌具有生物活性物質時候，會造成身體內電解質不平衡，減低免疫力，這情形較常顯現在小細胞肺癌病人身上。

由上面的陳述，讀者定能了解肺炎、肺癌是不同的病況，唯一有關聯的是：我們都要非常關心我們的身體健康，也就是要加強我們的免疫力，致病原或者細胞突變，第一關都靠免疫系統對抗。我們人體的免疫功能很好，即使受到少量病菌或病毒侵犯，也不一定會引起肺炎；至於肺癌，若有良好的免疫力，也能早期被偵測到，可以立即補救、矯正。總之，肺臟一旦受傷害或切除，都影響我們日後的生活，我們一定要多注意。

引發肺炎或肺癌常見的原因比較表

說　明	肺　炎	肺　癌
狀況產生速度	快，很強烈的典型發炎病狀。	慢，病人不易覺察症狀。
常見原因	感染性： 細菌性肺炎、非細菌肺炎（病　毒、黴菌等）	細胞發生變異、 免疫力弱
其次原因	非感染性： 化學性肺炎、 物理性肺炎、 吸入性肺炎、 過敏性肺炎	壓力、環境、先前肺部感染、其他。

我這樣解說，可以破解陳小姐或者其他讀者的迷思了吧。謝謝你來信，在這季節變換時刻，也祝福大家都能健康。

肺癌的類別與免疫力的關係

陳醫生：您好。

我知道您是肺癌方面很有專業的醫師，我想請問您所有肺癌都一樣嗎？還有不同類別的病症呢？我是從報紙上得知肺癌有很多種的。

還有我聽說有些人免疫力佳，抽了四、五十年的菸一點沒事，我也希望自己的免疫力好一點，有什麼撇步嗎？

基隆 程先生

程先生：您好。

你問起肺癌的類別，這是很專門性的問題喔。

肺癌是指由肺臟長出來的原發性癌症。根據顯微鏡下的形態及特徵，世界衛生組織將肺癌細分為：

腺癌、鱗狀細胞癌、小細胞癌、大細胞癌、腺鱗癌、類癌及支氣管腺癌等。

再就臨床症狀及治療而言，因為小細胞癌和其他肺癌明顯不同，所以可以區分為兩種：

一、小細胞肺癌。

二、非小細胞肺癌 --- 肺腺癌、鱗狀細胞癌（簡稱鱗癌）、大細胞癌等。

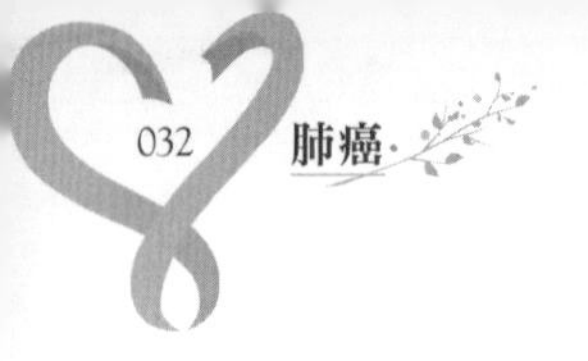

小細胞癌約占所有肺癌患者的十分之一，這病症的癌細胞生長速度非常快，很容易產生全身性轉移，診斷後必須即刻接受治療，否則生命存活率很低。

十分之九的肺癌患者為非小細胞肺癌，其中又以肺腺癌患者為多，約占百分之七十，肺腺癌的發生，病灶是在肺部的邊邊；至於鱗癌位置則通常比較靠近肺部中間。

肺腺癌病患越來越多，警惕了我們：經呼吸吸入肺部的致癌因子其粒子更小了，才能到達肺部邊邊，這更增加了診斷上的困難。肺部沒有痛覺，周邊也沒有症狀，一旦有症狀，都因為擴散了，比如擴散至骨頭，骨頭疼痛；擴散至頭部，嘔吐、意識昏迷。

由於肺癌早期診治，目前醫學上仍有很大的瓶頸待突破，不能依靠病症發生才去找醫師，所以全民要自己有警惕，有家族病史的、有長期抽菸的，四十歲以上免疫力變差的人，都要能自覺的前來醫院做肺癌篩選。

當然最基本的，就是平日要注意自己身體狀況及健康，這就談到你所問的「體質」「免疫力」的問題了。

免疫力，簡單說就像是身體裡的警察。

癌細胞，簡單說也就是身體裡異常的、壞的細胞。

至於免疫力與癌症有什麼關係？

我拿個比方說吧！父母的管教有如免疫力，有好免疫力當孩子行為稍有偏差時，就可以適時適當的矯正。等到癌細胞出現，表示身體細胞已經在變壞，但因為免疫力不佳，就沒能偵測到，以致無法事前預防或立即補救、矯正。

癌症是一種細胞突變，細胞也不是一下子就突變，先是形狀有變異，再來才是增生能力變強了，最後才會變成惡性。惡性腫瘤一開始也是很小的，經過一段時間變大，之後才會侵襲血管，產生癌細胞轉移。癌細胞轉移後還要能有機會在轉移的器官著床、發芽、壯大。這就要視你的身體狀況了。身體疲累、壓力大、生活作息不正常……免疫力自然差，發病的機率也會跟著大了。

一個人的免疫力是強是弱，很重要的。

如何提升免疫力？其實不需要依靠神奇的補品或藥物，只要能做到以下四原則即可，我稱它為「健康四寶」：

（一）、充足的睡眠。

（二）、適度的運動。

（三）、均衡的飲食。

（四）、樂觀的心態。

怎樣預防癌症，自己能做的：就是要加強免疫力。

程先生，我這樣明白解說，相信你一定能舉一反三。

歡迎你再提出問題來。

有關原位癌的幾個觀念

親愛的陳醫師：您好。

我閱讀您所說有關肺癌分期的文章後，便有個疑惑，為何子宮頸癌、皮膚癌都有原位癌時期，而肺癌卻沒有？

因為肺癌是不治之症嗎，或者有其他原因？能請陳醫師告知嗎？

謝謝陳醫師。

讀者　謝方儒

方儒讀者：您好。

我也要謝謝你閱讀後的提問，這是最好的回應。

你問到肺癌的原位癌，目前來講肺癌很少是原位癌的，因為肺癌不若其他癌症容易很早期被偵測出來。

醫學上原位癌的定義是指：腫瘤的癌細胞尚只局限在表皮的黏膜層，還沒有侵犯到黏膜下的結締組織。

我們且來看這張圖片：

肺癌的形成

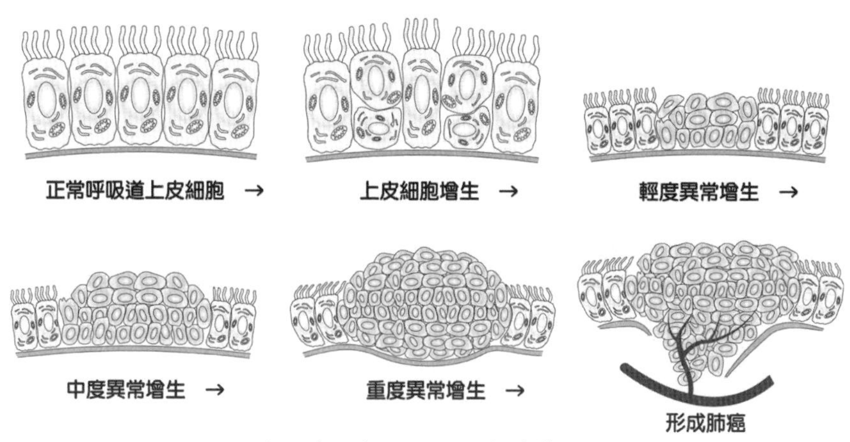

呼吸道上皮細胞因內在體質或
環境刺激，產生不正常增生

圖中正常呼吸道上皮細胞十分平整，細胞核大小大致相同，灰色弧線的基底膜也很平滑，但是呼吸道上皮細胞因內在體質或環境刺激或其他原因，產生不正常增生。產生增生，若只局限在表皮的黏膜層時候，表示還不具侵犯性，因為黏膜沒有血管，黏膜層下又有一層基底膜，基底膜似一道屏障，癌細胞要穿過基底膜才能到黏膜下結締組織，才能再侵犯到血管裡和淋巴管裡。

肺癌早期的原位癌有兩種型態。跟抽菸比較有關的中央型肺癌，使用支氣管鏡可以看到，氣管黏膜的形狀和顏色都呈現不同，但是還未形成一顆瘤狀的東西。至於周邊型的原位癌，則必須使用胸部電腦斷層才能看到，胸部 X 光看到的幾乎不可能發現原位癌。

即使是胸部電腦斷層篩檢肺癌，也必須已長成有一腫瘤，才有機會被偵測出來；然而肺癌腫塊，大部分能在胸部電腦斷層上被看到的及接受治療時，都屬已經超過原位癌的時期了，這也是為什麼肺癌很少能在原位癌狀況時就被發現的原因。

原位癌既然是還沒有形成一顆腫瘤的存在，說明轉移的可能很低，沒有轉移，只要手術切除，便可治癒，存活率百分之百。

肺癌有原位癌，一如皮膚癌、子宮頸癌、乳癌有原位癌，皮膚癌因為在皮膚表面可以看得到；子宮頸癌檢查利用抹片，很容易診斷出來；乳癌也是乳腺組織黏膜有變化，都容易偵測。只有早期肺癌沒有症狀，肺臟摸不到也看不到。因此更要大家重視，及早來做肺癌篩檢，更重要的是給大家一點醫學常識：

肺癌並非不治之症，是可以預防及治療的。

初期肺癌甚至可治癒，存活率百分百。

再次叮嚀

肺癌並非不治之症，

是可以預防及治療的。

初期肺癌甚至可治癒，

存活率百分百。

貳 篩檢篇

肺癌並非不治之症，

可以預防及治療

找出來 治好它

（陳醫師兒子作品）

*談肺癌的篩檢與診斷

親愛的陳醫生：您好！

您鼓勵我們每個上了年紀的人都最好來做一次肺癌篩選。

我覺得癌細胞像隱形愛惡作劇的壞份子，所以我想要來做肺癌篩檢，可是我又怕肺癌篩檢很麻煩。會做哪些項目呢？健保有給付嗎？請陳醫生告訴我。

永康　徐先生

癌細胞像隱形愛惡作劇的壞份子，徐先生你這比喻很有意思，雖然癌細胞不易查出，然而醫學上有不同儀器和方法，醫生更有豐富的經驗來觀察、判斷，可以找出肺癌的隱身藏匿。找出來，就是為了醫治，給予病人正常、健康的生活。

至於如何篩選與診斷肺癌？我就不同儀器、方法、效果來說明：

壹、胸部X光攝影檢查

胸部X光攝影是早年最方便、便宜而且幾乎不具傷害性的檢查，可以用來篩檢病患是否有肺臟的病灶。但是X光攝影的敏感度較差，不易精準的測出早期的肺癌。

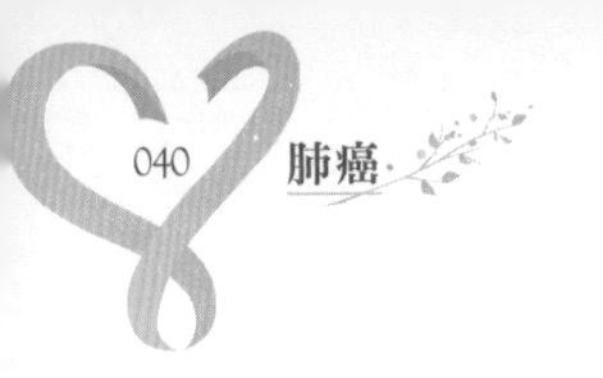

因為有的結節 X 光攝影看不出來，反而讓病人誤以為已經做過肺癌篩檢，且影像正常，因而延誤其他或進一步的篩檢。這一點，歐美醫學報告早已證實 X 光攝影無法偵測早期肺癌，這跟乳癌靠自我檢查無法發現早期乳癌，必須靠乳房攝影是一樣的道理。

貳、電腦斷層

胸部電腦斷層，是一種簡單方便而傷害性非常低的檢查。

尤其目前的電腦斷層，已隨著醫療儀器及技術的日新月異，進步的使用一種：較之過去傳統電腦斷層劑量減低數倍的「低輻射劑量電腦斷層」，能檢測病患肺臟是否有解剖構造上的異常或長有腫瘤，時間上只需要五分鐘，病人幾乎不會有任何不舒適感。

從功能上說「低輻射劑量電腦斷層」優於 X 光攝影。但是費用上，「低輻射劑量電腦斷層」健保不給付，則需要自費，一般說要花費新台幣三千到六千元，視各醫院人事設備而略有不同。

那麼什麼樣的人應該要來做胸部電腦斷層篩檢？

我一再提醒屬於高危險因子群的人，如有肺癌家族病史、常年抽菸者、年齡超過四十歲以上者，都應該前來做一次「胸部電腦斷層」篩檢。

但是，臨床醫學上也發現：大部分的肺癌並非全在那些高危險因子族群的身上。就拿目前根據台大醫院健檢資料可以預估：完全沒有危險因子而來做肺癌篩檢，檢驗出罹患肺癌的機率約為1%。

所以政府還是要鼓勵國人來做肺癌篩檢。可惜的是因為成本尚高，健保並沒有給付或補助。

其實我們從經濟數據來看，三十萬元做一百人的肺癌篩檢，篩檢出一個初期肺癌病患，只要經過簡單手術，以健保來說五十萬元便可以讓一個病患回到健康，正常工作、正常生活。然而若是病人沒有被早期發現，拖了五年仍然被發現，成為肺癌末期，標靶、化療，一年即要五十萬元，存活也僅一年。任何一個肺癌末期病人，對於病人家庭、工作，甚至社會影響都很大。

因此，為了自己的健康，為了自己的人生，每個四十歲以上的人，若在經濟上尚能負擔的情況下都應該前來做一次「胸部電腦斷層」篩檢。這個觀念值得人人來重視。

叁、正子攝影（Positron emission tomography, PET）

也有醫生建議做正子攝影，正子攝影是近年發展出來的影像學檢查，對肺癌篩選也有效果。

它是利用癌細胞對葡萄糖代謝率比正常細胞高，需要量比正常細胞多的原理，將含有放射線元素的葡萄糖打入病患體內，若病患體內有肺癌細胞，吃入的同位素就會堆積在癌細胞內，形成特別明顯的亮點，從同位素亮點的部位檢測，肺癌便會被偵測出來。

正子攝影還有一項優點：不只能篩檢肺癌、乳癌、大腸癌、肝癌、胰臟癌或淋巴癌，只要癌細胞生長比較快速的，都可篩選出來。

不過正子攝影的缺點是：輻射劑量太高，而且費用很貴，做

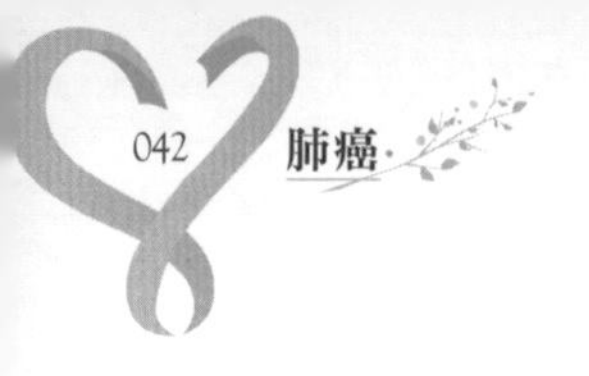

一次約要新台幣四萬元。同時若腫瘤太小或生長速度緩慢，也可能會誤判。

肆、全身核磁共振攝影

某些健檢中心的高階健檢，會做全身核磁共振攝影。不僅可以檢查肺癌，可以檢查腦部、骨頭、肝臟、腎上腺或其他腹部器官有無癌症轉移。

優點是沒有輻射。但是檢查需要的時間很長，費用更貴，約新台幣六萬到八萬元。

伍、其它

抽血：檢查癌指數的高低。缺點為準確率及敏感度都低。

支氣管鏡：檢查氣管及支氣管有無癌細胞侵犯，可考慮用支氣管鏡。但因為支氣管鏡很不舒服，除非病人長期咳嗽，強烈懷疑病人有中央型肺癌但胸部電腦斷層看不出的。至於周邊型肺癌篩檢則以電腦斷層敏感度最高。

但是支氣管鏡檢查的優點，能夠發現電腦斷層看不到的早期中央型肺癌。

徐先生，我的解說可以供你參考，至於要做哪些檢查？還是要尊重您的主治醫師。

祝　一切平安健康。

|檢單表列於下|

早期肺癌的篩檢與診斷
* 胸部X光檢查
* 低劑量胸部電腦斷層
* 正子攝影（PET）
* 全身核磁共振攝影（MRI）
* 抽血
* 支氣管鏡檢查

良性腫瘤與惡性腫瘤的不同

陳醫師：您好。

我們一家人都是您的粉絲，定期閱讀你的醫學專欄，也推薦給好朋友。有一天我們一面看，一面就聊起腫瘤有良性和惡性的，有大腫瘤和小腫瘤，後來有人又提到有腫瘤要多找不同的醫師看，不然有的醫師說要開刀，有的醫師卻說再等等。一個晚上很熱鬧，當然也沒有結論，好像每個發言人都成了專家。

陳醫師，我立刻想到我只要聽您的說法，因為很多年前我曾是您的病人，這些年在您的建議下戒菸了，也定期做檢查，每天都過得很好。謝謝您。

蕭逢元 敬上

蕭先生：晚安。

謝謝你們一家人的支持，也謝謝你的信賴。

聽到你每天過的很好，更是我樂見的，行醫最大的快樂在此。也希望你能多影響別人，因為活在很好的今天，就能使每一個昨天都是快樂的圓滿；每一個明天都充滿快樂的希望。

好了，我要回歸正題，良性腫瘤和惡性腫瘤有何不同呢？

這要從人體細胞來說，人體細胞產生了不正常的變化，造成細胞的發育、生長及數量都失去準則，不再依照一定的程序而變成腫瘤。

人體是由許多類型的細胞所組成，在正常情況下，人體細胞會依據人體的需求正常的成長、分化及死亡，以維持身體的健康及功能。然而，有時候細胞在分化成長過程中會出現不正常的快速成長，而身體的免疫力又無法產生阻斷作用，任其生長分化，漸漸的那些異常增生的細胞便形成組織腫塊。臨床上可分為良性腫瘤和惡性腫瘤。

良性腫瘤不屬於癌病性質，細胞只存在於腫塊內部，不會擴散至身體其他組織或器官或部位，良性腫瘤通常可以切除，不會復發也不會危害到健康。

惡性腫瘤就是一般人常說的癌症，腫瘤內部的癌細胞會侵入並傷害鄰近組織和器官；當腫瘤變大時，癌細胞也會侵犯淋巴管及血管，藉由淋巴系統和血液循環系統蔓延至淋巴結或是其他遠處組織器官、部位，因此治療較複雜，復發機率高，相對的也常會威脅到健康。

若再以腫瘤大小來看：以肺部腫塊，小於三公分的，稱為肺部結節；大於三公分的稱腫塊，多數為有問題，宜盡速就醫。

肺部結節可能單一出現，也可能很多顆同時出現。當病人出現肺部結節時，醫師通常會採取以下處理方式：

（一）、**參考病史**：是否曾有過肺部疾病、是否屬抽菸高危險群？

（二）、**再觀察**。一般說：

0.5 公分以下 －－ 追蹤觀察。

0.5 ～ 1.0 公分 －－ 可進一步處理或追蹤觀察就好。

1.0 公分以上 －－ 看來若像惡性腫瘤，則就應進一步檢查及治療。

（三）、進一步檢查：看胸部X光、電腦斷層，或正子攝影。

（四）、切片檢查。

（五）、切除結節。

同樣的疾病，一個醫師會因病人狀況不同，而有不同的治療方式；那麼你再推想，不同的醫師專業不同，當然會因為從不同的專業角度看而有各種不同建議的治療方式，比如一顆0.5～0.7公分的腫瘤，外科醫師可能建議你做個小手術；內科醫師就會建議你先觀察、追蹤。

現在的醫學資訊非常進步和取得方便，然而無論如何，病人其實不是那一方面的專業，和醫師的專業訓練、長期研究及臨床經驗而得來的資訊，兩者是不能相對等的。

看醫師要謹慎，但絕不能抱著「貨比三家不吃虧」的心態，不要一直打聽各醫師的療效，醫師換得太多，對病人來說絕不是好事。我們上醫院看醫師，要考慮的是：

一、醫師是否為這一方面的專業。

二、醫院的醫療是否常規有序。

一個幸福的病人是信賴他的主治醫師，與醫師合作而積極有信心的恢復健康。不可諱言的，不少病人在看診時，會由一家醫院轉到另一個醫院，他們的用意在找尋更好的醫師及更豐富的醫療資訊，但過多的醫療諮詢及檢查也是一種醫療資源的浪費，如果肯用心聆聽醫師的治療，也能繼續在原來看診的醫師處追蹤，就可以減少醫療的痛苦和浪費了。

夜深了，晚安。

* 肺部結節　先別驚慌

親愛的陳醫師：

我的健檢報告有三顆 0.2 、 0.3 、0.8 公分的三個陰影，門診看醫師說是肺部結節。什麼是結節？發現有結節，要怎麼辦？有三顆結節，是否肺癌末期了？

唉！要怎麼辦？

病人 章昱敬上

章先生：

看得出來你很緊張。但是我要告訴你不要緊張，看到健檢報告心情更要冷靜，才能面對接下來醫生要告訴你的處理方式。

首先讓你先安心下來：肺部結節不見得都是肺癌。肺部結節是指肺部出現小於三公分的點狀異常，通常是在接受 X 光或電腦斷層檢查時的意外發現。肺部結節有一顆出現的，也有可能多顆出現的。

對於肺部結節的處理，醫師原則上會先依病患病史、結節大小、型狀，並比對之前的 X 光或電腦斷層檢查來做判斷。一般說：

0.5 公分以下 －－ 追蹤觀察、暫不處理。

0.5 ～ 1.0 公分 －－ 可進一步處理或追蹤觀察就好。

1.0 公分以上 －－看來若像惡性腫瘤，則應進一步檢查及治療。

這時我們要探究：為什麼會引起肺部結節？常見的原因，簡單歸納：

（一）、**惡性腫瘤**：有可能原發性肺癌或轉移性癌症。若是原發性肺癌，通常屬於初期階段。但若是之前有肝癌、乳癌、或大腸癌等癌症的病史，則肺部結節應慎重處理。

（二）、**良性腫瘤**：硬化性血管瘤、缺陷瘤。

（三）、**發炎**：也就是感染性結節，包含肺結核、細菌引發、黴菌引發。

（四）、**其他**：昔日曾發炎遺留下來的疤痕。

因為引起肺部結節有這些原因，於是可知發生的可能性很多，所以肺部結節屬零點幾公分的，我建議

（一）、**先觀察，**

（二）、**三～六個月後安排再做一次胸部電腦斷層**（健保給付）。

可是，有病人會很著急，憂心腫瘤長大。

其實這也需要靜心面對，因為肺癌細胞也是人類身體的細胞，有一定的成長速度，若要腫瘤體積長大成兩倍，一般平均也需要三個月，也就是 90 ～ 100 天的時間。所以除非是生長得非常快的惡性腫瘤，否則三個月的觀察期很必要的。

然而，三個月的觀察期，又要觀察什麼呢？

主要是看：有的結節，是否因發炎引起的，若是因發炎引起會漸漸縮小，甚至消失了。因而可以斷定當初是肺部發炎。

另外的結節，三個月的觀察期後，體積仍然一樣大，醫師仍然會是這樣處理：

0.5 公分以下 －－ 觀察、不處理。

0.5 ～ 1.0 公分 －－ 若節結的形狀像惡性腫瘤，可考慮處理，否則可繼續追 蹤。

1.0 公分以上 －－ 像似惡性腫瘤，考慮切除。

所以判斷結節是否需要積極處理的關鍵：在於結節究竟像是良性或惡性病變。

原則上說惡性結節，尤其原發性肺癌，通常它的形狀及邊緣呈現不規則，具有一定的特徵。比如肺腺癌是從肺部肺泡細胞開始，它沿著肺泡壁裡的空隙處生長，長的類似淡淡的棉花狀，醫學上稱為「毛玻璃霧狀病變 Ground Glass Opacity, GGO」。結節長得似毛玻璃狀，發現是原發性肺癌的機率高，但是有幸的，多屬於初期肺癌，淋巴節或遠處轉移的機率也較低。

為什麼 1.0 公分以上毛玻璃病變就應考慮切除呢？腫瘤在體積很小的時候切除，用胸腔內視鏡手術即可，局部切除，傷口很小，尤其不必切除整個的肺葉。術後恢復也很快，兩三天即可出院。

所以判斷結節是否需要積極處理的關鍵：在於結節究竟是良性或惡性病變。

另外有一種形態的結節，長得形狀很圓潤札實，因為長得札實，於是它在 1 公分或 1 公分以下，要判斷是良性或惡性就不容

易，因為它有可能是原發性或轉移性肺癌；但它也有可能是以前肺炎留下來的疤痕。因此一公分以下的結節，長得比較札實的，要區分是良性或惡性較為不容易。

但是超過 1 公分，形狀札實的結節，不論良性或惡性，都要切除。因為 1 公分以上的腫瘤，其中不免都會有惡性成分。

當然每一位醫師對於結節的處理，都有不同的觀念。有的醫師認為結節只要沒有變化，不必管它。我覺得這樣處理存在著危險。

因為癌細胞的長大，不是依著身體成長方式或速度而成長，它可能因為基因尚未突變，停留冬眠狀態。但也可能出現突變，造成腫瘤迅速長大或轉移。因此當我們發現 1 公分腫瘤，還是要早期診治。

章先生：我說明得這樣詳細，你是否已經安心不少了呢？

表一

造成肺部結節的常見原因	
惡性腫瘤	肺癌或轉移性腫瘤
良性腫瘤	硬化性血管瘤、缺陷瘤等
發　　炎	肺結核、細菌引發、黴菌引發
其　　他	昔日曾肺臟發炎遺留下來的疤痕

表二

肺部結節的處理	
一、先觀察	
二、三～六個月後安排再做一次胸部電腦斷層	**0.5 公分以下**：觀察追蹤即可。
	0.5～1.0公分：可處理或暫時觀察就好
	1.0公分以上：像似惡性腫瘤，考慮切除

談談癌指數

陳醫師 ：午安

昨天早上我到健檢中心看報告，我的肺部一切都還好，可是癌指數升高了一些。

問那兒的醫生我這樣有問題嗎？ 他只回答說：沒關係啦。

是什麼意思呢？我想再問問，可是後面的病人已經排了好幾位。我也想問

問怎樣讓癌指數降到零？

病人 邱可娳敬上

可娳小姐：晚安。

我知道您很焦急，想立刻知道真相。但是門診病人真的很多，此外還有其他的住院病人等等；至於那位醫師不是不回答，而是要顧到每一位病人，等在你後面的病人說不定病情緊急比你更要焦慮。

現在我來解說有關「肺癌癌症指數」的問題。

抽血檢查腫瘤指數也是發現肺癌的方法之一。

抽血以後，健檢中心會依病人病情需要而告知癌指數。目前肺癌的腫瘤指數中以癌胚抗原（CEA）最常被使用。此外，扁平細胞癌抗原 (SCC Ag) 和 細胞角蛋白 (CYFRA 21-1) 對於肺扁平細胞癌也有診斷價值。

病人身上為何可以偵查到癌症指數上升？癌症指數上升指的是在血液中偵測到異常高濃度的肺癌細胞特有的蛋白質。

因為癌細胞本身會分泌不正常的蛋白質至血液中，或者說癌細胞死掉了以後被分解了就有癌症相關蛋白質跑出，導致癌指數升高。癌指數升高大部分是不好的現象，可能有因為腫瘤變大，有開始壞死現象，或有遠處轉移。

但是光依靠癌指數來診斷肺部腫瘤並不準確，腫瘤指數是一種參考指標，會受某些疾病，以及抽血當時的身體狀況而所有變化。也有良性疾病病人做了健檢，發現癌指數升高，當然會非常緊張，然而良性疾病如肺部發炎，也可能會讓肺癌指數升高，或者身體其他部分的腫瘤，如：胃癌、食道癌也會使血液中 CEA 升高。

曾有病人也問到癌指數能否降到「零」的程度？

我鄭重的要說：癌指數不可能是「零」。因為測量癌指數是用免疫學的一些方法去做偵測，即使抽血抽到清水，用清水化驗也不可能會是「零」，最重要的原因：癌指數的測定本身就有一定的誤差。癌指數的量非常少，要用很敏感的方式去偵查。因為要用很敏感的方式，不免就有一點誤差。

所以癌指數都會設有一個正常值，如肺癌 CEA 的正常值為 5 毫微克／毫升，只要低於正常值以下就不必太擔心，超過這個數值越高時，則罹患癌症的比例便會增加。

不過，每家醫院使用的儀器不同，測出的癌指數也不一樣；使用方法不同，癌指數也會不一樣。癌指數上升，不一定代表有癌症；有癌症，癌指數也不一定上升，有些癌症，分泌的癌指數是不易偵測到的。

那麼，為什麼還要檢驗癌指數？

一、是提醒我們癌指數很高時，要小心再詳細尋找可疑腫瘤。

二、是利用癌指數做治療效果的指標，癌症治療手術前，癌指數很高，手術治療後便降下了，復發或轉移時，癌指數又升高，所以癌指數可以當作治療效果的參考。但不能光依據癌指數的高低，就判定有癌症或沒有癌症。

邱小姐，現在你還有疑惑嗎？有疑惑請再來信。

叁 檢查與分期篇

早日檢查，早日發現

對症分期 預估康復

（陳醫師兒子作品）

切片會讓癌細胞擴散嗎

陳醫師：您好。

怎麼辦？我來醫院檢查，醫師問了我很多問題又叫我照X光片，最後竟然叫我先來做切片。我本來說好，跟朋友喝茶時，朋友說蘋果一切開後會氧化發黑了，切片之後癌細胞也就通通跑出來，我知道那就是擴散轉移。

陳醫師真的是這樣嗎？

姚阿興

阿興：你好。

蘋果切開後會氧化，那是沒有錯的。但是腫瘤切片不是蘋果切片，肺癌腫塊如果能像切水果般，病人不會受痛苦，醫師也就能輕鬆以對了。

從你的口氣裡我可以知道你是一個很阿撒理、率性的人，很容易溝通，因此我言歸正傳，先說明什麼是切片檢查。

切片是指將結節或腫塊的一部分或全部切下來，進行病理學、細胞學，或微生物學的化驗，以確定引起結節的原因。

所以為了進一步了解引起結節或腫塊的原因，醫師要你在必要時要做切片。切片本來是種基本的檢查，然而很多人擔憂：切片之後，癌細胞會不會因此而擴散或轉移？或者以為切片會增加癌細胞的擴散或轉移風險。

我們冷靜來分析：結節或腫塊有良性，也有惡性。結節腫塊是良性的，根本沒有轉移的風險；如果結節腫塊是惡性的，替它切片也許有轉移或擴散的風險。

但是有一個觀念要弄清楚，惡性腫瘤不作切片一樣會轉移或擴散，1B 期之後腫瘤已大於 3 公分，隨時都可能擴散。所以重要的事情是要趁它在還沒有擴散之前，能夠控制之前，趕快處理，經由切片，精確診斷而儘早治療。

因此，我們可以有一個結論：切片也許有可能引發癌細胞轉移或擴散，但是並不會增加轉移或擴散的風險；若是惡性腫瘤已經擴散了，不切片，也會擴散，為了健康，為什麼不勇敢接受切片，對症下藥呢？

阿興先生，醫師會建議你做切片，最主要是因切片有它的優點，切片出來的檢體，可以提供肺癌治療非常有用的資訊；尤其肺部結節的治療必須視引起結節的原因而定。如果是良性腫瘤，只要利用胸腔鏡手術切除；若是感染性結節，也需要針對引發感染的細菌或黴菌進行抗生素用藥治療，避免傳給家人。

若萬一真是惡性腫瘤，也要知道是哪一種癌？肺臟裡的腫瘤可以簡單的分為：（一）原發性肺癌和（二）轉移性肺癌。這兩種肺癌成因不同、治療的方式不同，原發性肺癌，如：小細胞癌、肺腺癌、類癌、鱗狀細胞癌……；轉移性肺癌，則是有可能由乳癌、肝癌、大腸癌甚至淋巴癌轉移而來。原發性肺癌與轉移性肺癌治療方法不同，小細胞癌、肺腺癌、類癌、鱗癌……的治療也

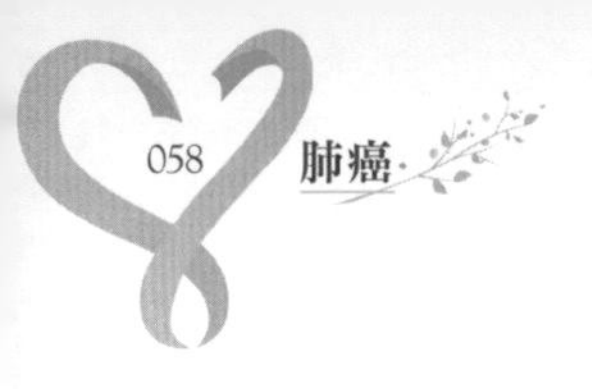

不同，所以切片檢體可以區分出是哪一種癌？為哪一分期？基因是否有什麼突變？醫師再根據分期給予手術、化學治療、放射線治療或標靶治療，決定最有效的藥物。

近年來由於醫療科技及內視鏡技術的進步，使得肺臟組織切片更安全的執行，同時不會造成病患太大的後遺症，因此在根據病史及 X 光、電腦斷層診測後，為避免將惡性結節誤以為良性病變而延誤治療時機，越來越多的醫師會選擇切片檢查作為治療肺部結節的依據。

所以阿興先生，看完我的分析後你可以接受切片手術了嗎？不害怕了吧？寄望所有的民眾都要有足夠的醫學常識，大家才可以過得更安心健康。

早點休息，明天會更開朗的。

肺癌分期的作用與小細胞癌的分期（I）

陳醫生：

我實在不懂為什麼肺癌還要分期？

是什麼人規定的？

我每天照顧我阿爸已經很辛苦了，還要忍下性子聽他怨嘆。陳醫生，我阿爸是肺癌第三期，第三期的症狀是怎樣的，請告訴我，謝謝 。

病人家屬　羅圖佑

圖佑先生：您好。

有句很通俗的話說：知己知彼，百戰百勝。對於癌症，正是要知己知彼，才能攻克病灶。知己，就是要安定自己生病的心，配合醫師的治療；知彼，就是要知道癌症的程度，也就是癌症的分期，才能對症下藥，早日康復。

我先解說為什麼癌症要分期？

因為它有四個好處：

一、確定癌症的範圍：

明白惡性腫瘤還侷限在肺部裡還是已經跑到肺部外？

肺部裡 － 局部；

肺部外 － 遠處轉移。

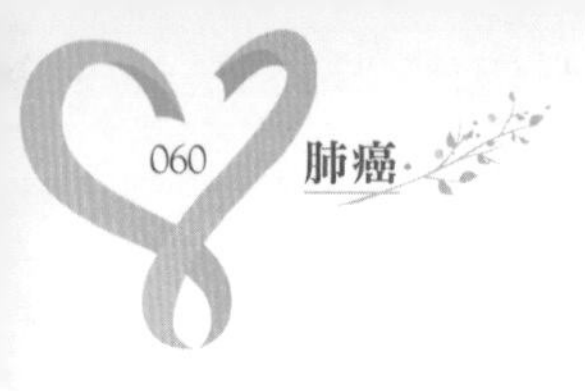

二、採取適當的治療：

肺癌的治療方式有許多種，要如何治療才對病人比較有利？主要都根據分期，採取應有的治療。每一個病人病期不同，治療方法就不同，用藥也不同。

三、評估治療的效果：

在治療之前就能先預估肺癌的治療效果和存活，例如一、二及三期非小細胞肺癌都可以手術，但第二、三期治療的效果通常比第一期差。

四、預估病患的預後

每一期肺癌的存活期都不相同。確定分期可以預估病人如您父親的存活時間，幫助您父親及家人及早規劃未來的生活。

早期發現肺癌是改善病患存活率最有效的方法。然而令很多醫師感嘆的是病患發現罹患肺癌時，通常都是第三或第四期，分期期數愈高，代表癌症腫瘤的範圍愈大，存活率也愈低。這也是目前肺癌治療的瓶頸和醫師們希望突破的目標。

既然癌症分期有它的作用，目前國際癌症協會又如何分期？

因為就臨床症狀與治療來說，肺癌可以簡單區分為小細胞癌及非小細胞癌二類，但是小細胞癌和非小細胞癌的分期並不相同。

所以我們先看生長速度非常快，大部分很快就轉移，而且容易產生全身性轉移的小細胞癌。

小細胞癌分期

小細胞癌分期原則：以腫瘤的範圍是否侷限在一個放射線治療範圍內為依據。它的分期較簡單：

一、侷限期（Limited stage）：是指腫瘤病變侷限於單側肺部，但是仍可能併發同側或雙側肺門及縱隔腔淋巴結侵犯。

二、廣佈期（Extensive stage）：則是指腫瘤病變範圍超越侷限期，已侵犯到另一側肺葉，或有遠處器官轉移，如骨骼、肝臟等。

根據分期，侷限期一定要化療，可再加上放射線治療，存活期也變得較長；廣佈期唯有化學治療了。

羅先生：照顧生病長輩的人都是五心上將：甘心、慈心、耐心、愛心、決心，將來你一定會很難忘這一段日夜陪伴老大人的日子，你的父親也一定以你為安慰，你是這樣陪伴他照顧他。生病了心情不免脆弱，會有哀嘆，我們多體諒他心疼他，就不會嫌責他了。

下一次我再專章說明非小細胞癌的分期，你自己也要心平氣和喔。

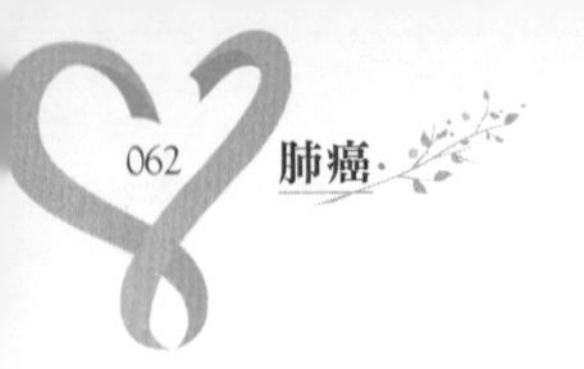

肺癌分期的作用與非小細胞癌的分期（II）

陳醫師：您好。

我有一顆 3 cm 的腫瘤，已確定是肺腺癌。會是末期肺癌嗎？

唉！我想…

病人 林明珠 上

明珠女士：你好。

你嘆氣得太早了，也太悲觀了。雖然你已經知道腫瘤 3 cm，證實為肺腺癌，但是腫瘤的位置、是否轉移也都仍不知道啊！

肺腺癌屬於肺癌裡的非小細胞癌，因此我們來談談非小細胞癌的分期。

首先要知道非小細胞癌分期的三個指標：

一、腫瘤本身大小、位置，是否侵犯周邊組織（Tumor T）。

二、淋巴結轉移遠近（Node N）

三、遠處器官轉移 （Metastasis M ）

由上述三個指標，再仔細分項來分析：

我以表列方式，讓讀者可以一目了然。

（表一）國際肺癌腫瘤本身大小、位置（T）臨床分期系統

分期	特徵
T1a	原發腫瘤最大徑≤2cm，局限於肺和臟層胸膜內，未侵犯主支氣管。
T1b	原發腫瘤最大徑＞2cm，≤3cm，局限於肺和臟層胸膜內，未侵犯主支氣管。
T2a	腫瘤有以下任何情況者：最大直徑＞3cm， ≤5cm；侵犯主支氣管，但腫瘤距離隆突≥2cm；侵犯臟層胸膜；產生肺節或肺葉不張或阻塞性肺炎。
T2b	腫瘤最大直徑＞5cm， ≤7cm。
T3	任何大小腫瘤有以下情況之一者：原發腫瘤最大徑＞7cm，侵犯胸壁或橫膈或縱隔胸膜，或主支氣管（距隆突＜2cm，但未及隆突），或心胞膜；產生全肺不張或阻塞性肺炎；原發腫瘤同一肺葉出現衛星結節。
T4	任何大小的腫瘤，侵犯以下之一者：心臟，大血管，食道，氣管，縱隔，隆突，或脊椎；原發腫瘤同側不同肺葉出現衛星結節。

（參考 AJCC / UICC 第七版最新肺癌分期系統）

（表二）國際肺癌淋巴結轉移（N）臨床分期系統

分期	特徵
N0	未發現任何淋巴結轉移。
N1	發現淋巴結轉移：腫瘤附近的支氣管周圍淋巴結；或同側肺門淋巴結轉移。
N2	發現淋巴結轉移：同側縱隔腔淋巴結轉移。
N3	發現淋巴結轉移： 對側縱隔腔淋巴結、對側肺門淋巴結、任何一側前斜角肌或鎖骨上淋巴結轉移。（參看圖二）

（表三）國際肺癌遠處器官轉移（M）臨床分期系統

分期	特徵
M0	未發現胸膜或遠處轉移。
M1	M1a 胸膜播散 （惡性胸腔積液、心包積液或胸膜結節） M1b 原發腫瘤對側肺葉出現衛星結節； 有遠處轉移。

（表四）國際肺癌 TNM 分期系統及建議治療

IA	T1N0M0	手術切除。
IB	T2aN0M0	手術切除。但腫瘤大於3公分時可考慮追加口服化療藥。
IIA	T1N1M0; T2bN0M0; T2aN1M0	手術切除。術後應追加化學治療。
IIB	T2bN1M0; T3N0M0	手術切除。術後應追加化學治療。
IIIA	T1-3N2M0; T3N1-2M0; T4N0-1M0	手術切除加術後化學治療，或術前化學治療後手術切除，或化學治療併放射線治療。
IIIB	T1-4N3M0; T4N2-3M0	化學治療或標靶治療，或化學治療併放射線治療。
IV	T1-4N0-3M1	化學治療或標靶治療。

手術治療對於非小細胞肺癌的預後非常重要，同時非小細胞肺癌的分期和能否接受手術治療、以及施行手術治療的難易程度都有非常密切的關係，因此接下來，我們來看非小細胞肺癌的分期，也對照來看它的治療方法。

一、當腫瘤體積較小，位置較邊緣，而且沒有淋巴結侵犯時，屬於第一期的肺癌。
可以手術切除病灶，且預後良好。

二、當腫瘤體積較大，侵犯到胸壁、橫膈膜，或出現腫瘤附近淋巴結的轉移，屬於較第二期的肺癌。
仍可以手術切除，但預後稍差。

三、當腫瘤困難或無法手術切除乾淨，或有縱隔腔或對側肺臟的淋巴結轉移，屬於較第三期的肺癌。
此期是否應該接受手術視病情而定，若開刀手術後，要追加化學治療。

四、已有遠處器官的轉移，即是所謂的末期肺癌。
原則上不建議手術切除，只能做化學治療或標靶治療。

林女士，別再哀嘆什麼末期的洩氣話了，放心的治療吧。堅強的心也是治病的良藥喔！

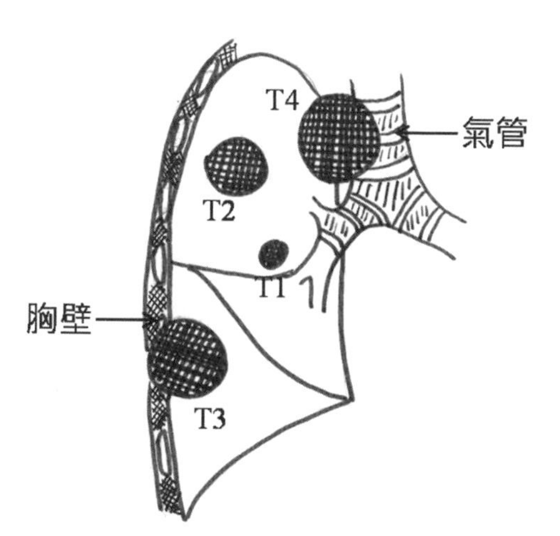

〔圖一〕腫瘤越大，侵犯周邊組織，或侵犯重要器官，則分期越嚴重 (由 T1 到 T4)

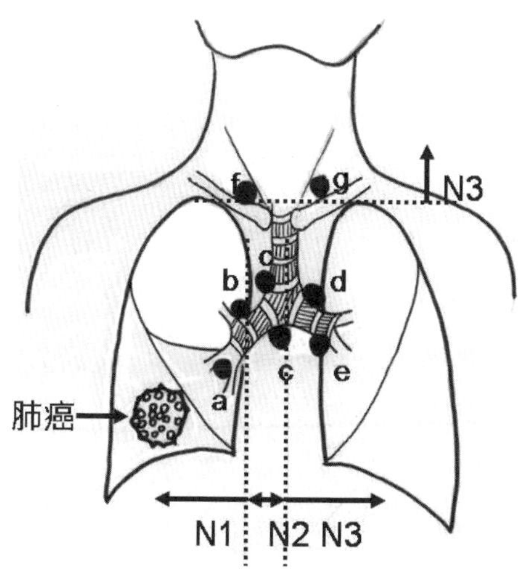

〔圖二〕淋巴結轉移時通常是近端的支氣管 (a) 及肺門淋巴結 (b) 先侵犯，接著蔓延到同側縱膈腔淋巴結 (c)，最後轉移到對側縱膈腔淋巴結 (d,e) 或頸部淋巴結及鎖骨上淋巴結 (f,g)。

*淋巴結轉移 分期檢查

陳醫師：您好。

謝謝你那麼詳細的告訴我肺腺癌分期的醫學知識。我已經知道腫瘤 3 cm，證實為肺腺癌，我對照您的分期表研究，覺得自己很笨，3 cm 屬第一期還是第二期呢。這幾天有醫師建議我再做進一步檢查。我會做哪些檢查呢？我又擔心了。

陳醫師，您願意再說給我聽嗎？讓您辛苦了。

病人　林明珠　上

明珠女士：你好。

我還是要說你太早擔心了。雖然腫瘤 3 cm，證實為肺腺癌，但是腫瘤的癌症的分期是要很精準的來分析的，位置所在、是否轉移，要考慮的因素很多。

對於一般民眾來說，我們只要有簡單、正確的醫學常識即可：

第一期：腫瘤小於或等於 3 公分。

第二期：出現局部淋巴結轉移。

第三期：出現縱隔腔淋巴結、對側淋巴結，或鎖骨上淋巴結轉移。

第四期：出現惡性胸膜積水、播散或遠處轉移。

然後精確詳細的情況，就交給醫師。所以醫師一定會建議你做些檢查，來確定你的肺腺癌屬於哪一期或是否有淋巴轉移。

至於要做哪些檢查來確定分期呢？

一、胸部電腦斷層

因為胸部電腦斷層可以告訴我們腫瘤大小，腫瘤位置。因為腫瘤越大，越可能侵犯周邊組織，或侵犯重要器官，則分期越嚴重。且看這張圖

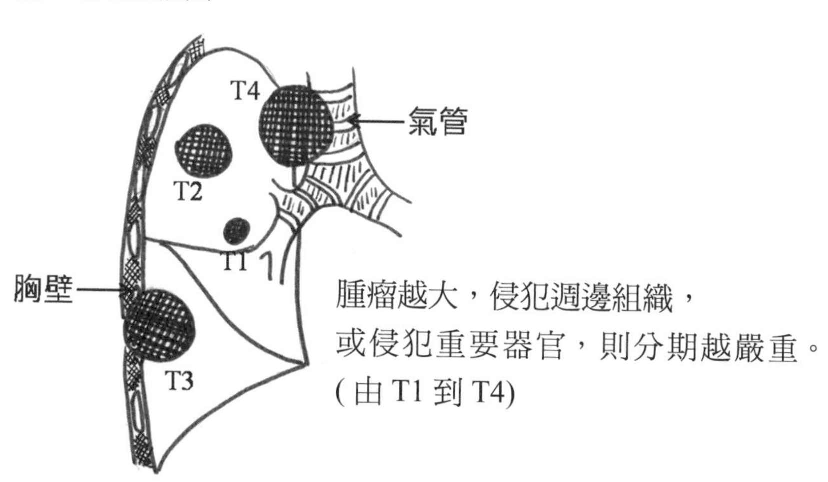

腫瘤越大，侵犯週邊組織，
或侵犯重要器官，則分期越嚴重。
(由 T1 到 T4)

二、正子攝影

為何要病人做正子攝影？

若只做胸部電腦斷層來判斷：淋巴結大於 1 公分，有轉移；小於 1 公分，不認為有轉移。過去，這樣的判斷是有不確定性的，因為雖然淋巴結沒腫大，卻可能已有癌細胞在內；有的雖然淋巴結腫大，卻可能並沒有癌細胞在內。

正子攝影正可以告訴我們：腫瘤是否為惡性？淋巴結是否轉

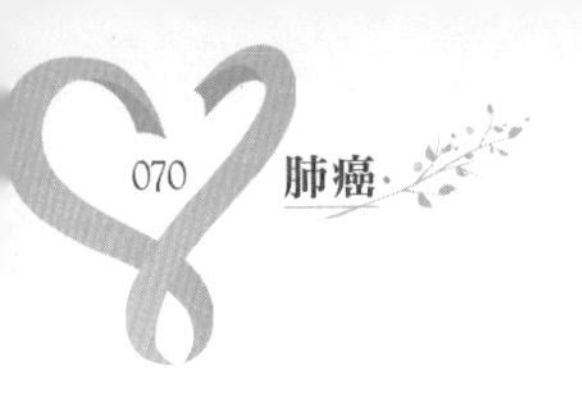

移？同時還可以幫助判斷轉移淋巴結的位置，數目？或者是否還有遠處轉移？所以醫師有時會建議你做正子攝影。正子攝影還有一項優點：可以做全身癌症篩檢。

三、其他

此外也許還會做有腹部電腦斷層或超音波，看看肝臟或腎上腺是否轉移；做腦部核磁共振或腦部電腦斷層，看看是否有腦部轉移；如果有需要，還可能做全身骨骼掃描。全身骨骼掃描能偵測是否有骨骼轉移。

偵測淋巴結是否轉移，目前醫師們大多根據電腦斷層或正子攝影來判斷；也可以使用支氣管鏡超音波，針對縱隔腔、肺門的淋巴結來做切片檢查確認。

若是以上檢查，還是不能精準確認，醫師就會用手術方式，包含用縱隔腔鏡手術或胸腔鏡手術確認了。

「淋巴結轉移」的確認很重要，關係肺癌的正確分期，對術後治療也有重大參考指標；而且對於病人來說也是一種保障。雖說有轉移，若只有一處轉移，如骨頭 ，有可能以為是轉移，其實只是關節炎，或曾有骨骼受傷；腎臟轉移，其實是良性腫瘤。

身為醫師當然知道一連串的檢查造成病人的惶恐，有的病人甚至當面大叫大嗆，然而醫師工作就是要仔細謹慎，因為關乎人命和幸福，要非常精準的癌症分析，才能選擇最適合的治療方式，讓病人掌握根治的機會。

林小姐請放寬心，寬心能幫你儲存奮鬥的能量。

晚安！

表一

肺癌分期常接受的檢查	
檢　查	目　的
胸部電腦斷層	腫瘤大小，腫瘤位置
正子攝影	淋巴結及遠處器官是否轉移及全身癌症篩檢
全身骨骼掃描	骨骼是否轉移
腹部超音波電腦斷層	肝臟或腎上腺是否轉移
腦部核磁共振或電腦斷層	腦部是否轉移
支氣管鏡超音波	縱隔腔、肺門的淋巴結是否轉移
縱隔腔鏡手術	確認縱隔腔的淋巴結是否轉移
胸腔鏡手術	進行腫瘤、縱隔腔或肺門淋巴結切片。直接進行根治性手術

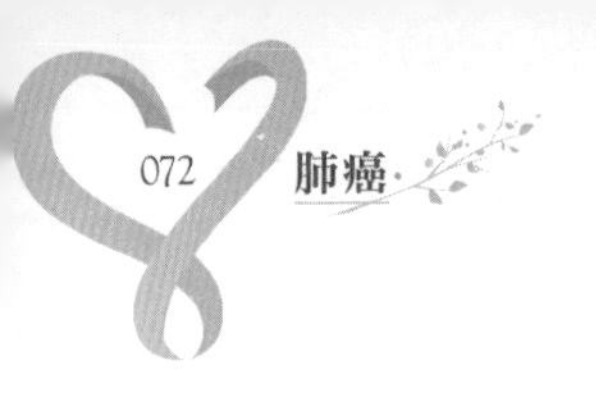

關心的小貼士

肺癌分期常接受的檢查		
檢　查	日　期	檢查結果
胸部電腦斷層		
正子攝影		
全身骨骼掃描		
腹部超音波電腦斷層		
腦部核磁共振或電腦斷層		
支氣管鏡超音波		
縱隔腔鏡手術		
胸腔鏡手術		

正子攝影與肺癌治療

陳醫師：您好。

我的大伯已經知道有肺癌，但是不知道為什麼醫師叫他再去做正子攝影。

大伯不願意，他聽說正子攝影沒有好，明明良性一照會變惡性。

會這樣嗎？陳醫師，我大伯應該去做正子攝影嗎？

正子攝影又是什麼診斷呢！

基隆　黃淑芬

黃小姐：您好。

您問什麼是正子攝影？

正子攝影是癌症診斷上的一種方法。

正子攝影的原理是利用含有放射線同位素的葡萄糖，以靜脈注射方式打入病患體內，藉著血液周流全身，而來偵測癌症代謝葡萄糖的速度與周邊正常組織是否有差異。因為人體正常組織細胞消耗葡萄糖的速度較低，但若是癌症細胞屬較有活性的，則耗費葡萄糖的速度較快，殘放的放射線同位素的數量較高。

所以目前使用的指標，即偵測癌症與正常細胞代謝葡萄糖的差異，而區別腫瘤為良性或惡性。

因此通常在打入含放射線同位數葡萄糖的 2 ～ 3 小時之後，醫院會給予病人做一次照像動作，醫師則依照像後所呈現的放射線殘留量來判斷，肺腫瘤若屬良性，顯影便低；若為惡性，顯影則高。

但是，以正子攝影找尋惡性腫瘤，並非很敏感，有時不免會有些誤差。比方說：結節或腫塊本來是良性，可是卻誤判以為是惡性，醫學上稱「偽陽性」；也有結節或腫塊本來是惡性，因為正子攝影沒有明顯的顯影，誤以為是良性，醫學上稱「偽陰性」。

那這樣為何還要做正子攝影？

對於肺癌，醫師可運用正子攝影來進行以下的判斷：

一、區分結節或腫塊為惡性或良性？

二、判斷肺癌的分期，例如是否已有局部淋巴結、縱隔腔淋巴結，或遠處器官轉移？

在肺癌的區分上，一般原則性：

① 沒有淋巴結轉移，醫學上歸為第一期。

② 局部淋巴結轉移，醫學上歸為第二期。

③ 縱隔腔淋巴結轉移，醫學上歸為第三期。

④ 出現遠處器官轉移，醫學上歸為第四期。

說到遠處器官轉移，肺癌常見的有骨骼轉移、肝臟轉移、肋膜轉移、腎上腺轉移及腦部轉移等。而有些部位器官，因正常組織即耗葡萄糖的速度高，正子攝影不易判斷，比如腦部轉移；再如心臟，血流循環本身就含有同位素，因此很難判斷心臟的轉移；此外膀胱負責排放代謝同位素，顯影也會很高，因此也很難判斷膀胱轉移。所幸心臟及膀胱的轉移都不常見。

三、**評估治療的效果**：例如病患接受化學治療或標靶治療前、後之正子攝影的比較。假如治療效果不佳，則可及早改變治療藥物或方式。

四、**作為追蹤肺癌是否復發或轉移的工具**。例如治療後癌指數上升，但卻找不到病灶時，也可以使用正子攝影來尋找。

但是正子攝影也非萬能，偶爾仍可能誤判。因而我們可以進一步追索，何種情況容易產生誤判？

（一）、**肺部發炎**：肺結核、分支桿菌、隱球菌感染，都易讓良性腫瘤誤為惡性；還有類肉瘤，為一種自體免疫疾病，引起縱隔腔的淋巴結腫大也極易被誤以為是淋巴結轉移，於是良性誤為惡性。

（二）、**代謝慢的惡性腫瘤**。惡性腫瘤代謝慢的，如初期肺癌、初期肺腺癌、初期類癌，也易被誤判為良性。

所以，健檢中心常將「全身電腦斷層掃描」包含入正子攝影項目中。這樣的顯影，有功能性的偵測；也有解剖性的偵測，透過專業的、有經驗的醫師，將兩者綜合起來診斷，即使沒有顯影，一樣可以判斷出早期的惡性腫瘤。

再來，要介紹二代正子攝影。隨著科技及醫療的追求精進，第二代正子攝影，已進行臨床測試，打入的物質更精準的確認出癌細胞。癌症的特色，不僅代謝葡萄糖的速度快，癌症細胞分裂也快，未來二代正子攝影，針對基因，從基因去氧核醣核酸，也就是一般人皆知的 DNA，去辨認屬哪些的細胞分裂，甚至可以從癌細胞表面的分子就可以加以區分；若再有藥劑加入，形成標

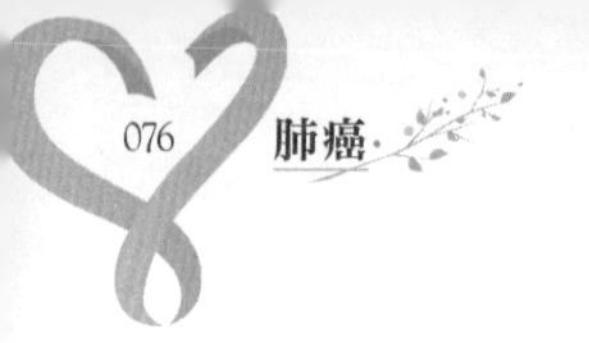

靶正子攝影，自動尋找標靶，不僅不會傷害正常細胞，還可以針對不同腫瘤去做辨認。

只是目前正子攝影尚須自費檢測，約三萬元至四萬元，健保只對已知是肺癌患者才給付。

黃小姐：為了健康，應該做的檢測還是不能省略的，醫學上每一步驟及檢測，醫師都是審慎下處方的！

肆

治療篇

樂觀以對，贏回健康

各種治療方式日新月異

醫學新紀元

（陳醫師夫人作品）

概說肺癌的治療方式

陳醫師：您好。

我是一個社工系的學生，暑假在一所醫院當志工，我服務的樓層是比較特別的病房，有幾個罹患肺癌的病人，可是有的要開刀，有的竟然不必開刀，不管要開刀的還是不要開刀的，病人和家屬都很害怕。有病人問我為什麼他不用開刀，也有病人問我為什麼他要開刀，我不知道原因，所以也不能給他們安慰。從這裡我反省到我要多充實醫學的知識，將來才能做一名真正關心他人、服務他人、指引他人的社會工作者。

陳醫師，同樣是罹患肺癌，不都是要手術和化療嗎？我想請問您有關肺癌的治療問題。可以嗎？

敬祝　鈞安

讀者　江祥新

祥新同學：

從你的簡訊中可以推想你將來一定是個熱心、關懷、稱職的社會工作者。我很願意來說明有關肺癌的治療方式，也讓病人或家屬能夠勇敢及正向的接受治療。

首先我要安慰病人及關心者：我們現在所處的時代已經是「肺癌的治療方式在改變的時代」。這聽來好像在呼喊什麼口號，但的確是：肺癌的治療方式已經越來越進步。

在你感覺心情好一點的當下，我再開始談：肺癌的治療方式。

肺癌的治療方式，原則上大致分為兩種：

一、局部治療；

二、全身治療。

然而哪位病人適宜局部治療，哪位病人又要做全身治療？這兩種治療的差異就在：**分期**。

若肺癌腫瘤在局部期，如第一期，就可以局部治療。

但是肺癌腫瘤已在擴散期，如第 3B 期或第四期，就要採用全身治療。

至於第二期及 3A 期的病患，表面上為局部腫瘤，但可能有遠處擴散，則建議合併使用局部及全身治療。

壹、局部治療

局部治療可分為三種：

一、手術：開刀方式直接切除肺癌腫瘤。

二、放射線治療：高能輻射線殺死癌細胞。

過去老方法的放射，也就是一般人說的鈷六十，一照下去，好細胞、癌細胞，一概不能倖免，甚至周圍組織器官也受到傷害、這也是許多病人家屬很顧忌的地方。

但是，現在已有很精準的電腦刀、螺旋刀、質子刀，以及重粒子刀了，優點就在能減少對周圍組織器官的傷害，而且因為愈來愈精準，所以副作用也相對少了。

三、電燒、雷射、冷凍、微波治療。

這是使用電燒、冷凍、冷卻或加溫，讓那一個區域內的癌細胞死掉，這也是一種方法。

但是，目前的肺癌治療方式，局部治療仍以手術開刀為主。開刀有很多好處：

1 ：能把腫瘤組織乾淨的拿掉，並且加以化驗、切片，對淋巴結清除。

2 ：對肺癌腫瘤的特性，以及淋巴結的分期和轉移的情形非常清楚。

3 ：治療精準。

局部治療雖然方法很多，但是除了手術外，其他治療方法都無法取得足夠的腫瘤組織可以化驗；放療、電燒等種種方法治療完會引起疤痕，但疤痕內是否還藏有癌細胞呢，則需要追蹤很長的時間，一直要到局部復發或遠處轉移出來之後，才知道當初治療得不夠完全或有效。但是手術開刀治療非常精準，所有切除的組織都可以進行病理化驗，可以精確掌握腫瘤是否完全切除及淋巴結是否轉移。

所以，除非病人身體狀況經不起手術，那些其他的治療方式只適宜做替代療法，而不是一個標準療法。

接下來，再說

貳、全身療法

癌細胞已經擴散，全身已有骨骼、腦部、肝臟等的癌細胞轉移，局部治療是不夠的，很可能其他地方也有癌細胞，必須加上其他看不到的地方也要治療，所以要用化學藥物或者標靶藥物達到全身，做全身的治療。

化學治療和標靶治療都要使用靜脈注射或口服藥物。

但是化學療法是利用化學藥物對癌細胞的 DNA 進行破壞的方法。癌細胞增長要靠分裂，分裂時要使用 DNA，會製造出很多的 DNA，化學療法就是使用抗癌藥物破壞 DNA 結構，癌細胞分裂速度很快，可是我們身體上也有細胞分裂很快的，如血球細胞、紅血球、白血球，也會一起受到傷害，所以化療最常引起的副作用就是對造血細胞影響很大。癌症病人為何會掉髮？因為毛囊細胞每天在分裂，破壞了毛囊細胞頭髮就會脫落；消化道、口腔黏膜，也分裂很快，也受到破壞，所以病人口腔會潰爛。

標靶治療不同於化學治療的，在於標靶治療會選擇他的癌細胞目標，所以副作用少很多。平常最常使用的，就是針對有 EGFR 突變的，肺腺癌就有很多這類突變，每天只吃一顆藥丸即可殺死癌細胞。

但是標靶治療的缺點，在於不是每一顆細胞都有 EGFR 突變，細胞裡可能百分之九十有突變，百分之十沒有突變，所以日子久了，細胞就會有抗藥性，癌細胞本身也會生出抗藥性的癌細胞，而化學療法也會有抗藥性，不會有抗藥性的還是手術治療。

另外還有一種**免疫療法**，利用身體的免疫力來對抗癌細胞。

免疫力像身體內的警察，免疫力強可以驅除身體內的壞細胞，一旦免疫力弱生出癌細胞，表示免疫力已無法發揮抗癌作用。

目前常用的免疫療法，就先將病患的免疫細胞及癌細胞取出，在實驗室中加工及培養，刺激免疫細胞增生及強大。再將免疫細胞分離後，重新注射回到病人身上。免疫細胞因為是來自病人身體本身的細胞，副作用更少。

但是這種免疫療法的使用，不是一般市面上所說的吃草藥或民俗療法。這種免疫療法還未像疫苗般的大量被使用，很費工夫，費用也很高，可說是很個人化的一種治療方式，目前台灣還在進行臨床試驗。

祥新同學，看到這裡，你一定能大要的了解肺癌的治療方式了。不管哪種治療方法，病人都會害怕，我們鼓勵他們，幫助他們度過治療時期，就是對他們最大的關心和安慰。

（表一）肺癌的治療方式（I）局部治療

治療名稱	方　法
手術	開刀方式直接切除肺癌腫瘤
放射線治療（電腦刀、螺旋刀、質子刀、重粒子）	高能輻射線殺死細胞
電燒、雷射、冷凍、微波治療	以加溫或冰凍，將一個區域內的癌細胞殺死

（表二）肺癌的治療方式（II）全身治療

治療名稱	方　法
化學療法	以化學藥物對癌細胞的DNA進行破壞
標靶治療	以標靶藥物鎖定特殊的癌細胞加以殺死
免疫療法	將癌細胞及免疫細胞拿出，經過加工，抽出其中免疫細胞回注病人身體，對抗殺死癌細胞。

瞬念之間 也許就得到了治療的契機

陳醫生：您好。

謝謝你近日為我動的肺部手術，手術後我自己覺得復原得還不錯。

當初，我從美國回來只是來探望朋友的病況，無意間看到醫院的衛教傳單，一向鮮少上醫院的我，突然閃過一個念頭：「好吧！都坐飛機回來了，就做個檢查吧！」

可是說實在，真不敢相信就這麼一次檢查，而且也很快速，就知道自己得了肺癌！

不過，也有人說不要檢查就沒事了。這可能嗎？很慶幸遇到陳醫生給我 很好的建議，手術後我感覺身體也還好，沒有很傷，都要謝謝醫生。

林明發

林先生：早安

早晨巡查病房時，看你氣色不錯，又聽你說睡得很好，我知道你正在康復中，也為你感到欣慰。

說來「肺癌」目前已是國人癌症死亡第一名，而且罹病人數有逐年增加的趨勢。只可惜肺癌現今，因為不在衛生福利部國民健康署推動的四項癌症篩選項目內，必須自費檢查，所以前來接受檢查的人並不普及。

簡單說肺臟是由支氣管及肺泡所構成，而肺癌則是由於支氣管或肺泡細胞發生病變且異常增生所造成，肺部及其周邊細胞沒有什麼痛覺，沒有痛感便容易被忽視了。

你那天做的檢查，不過是目前檢查肺癌最簡單且方便的胸部電腦斷層，一種低輻射劑量電腦斷層，在檢查台上掃巡五分鐘便可報告知曉。目前的篩檢已隨著醫療儀器及技術的日新月異而有很好的效率，病人幾乎不會有任何不舒適感。隨著科技的進步，這種新型「低輻射劑量電腦斷層」，較之過去傳統電腦斷層的劑量可說減低了五倍。

透過這種低劑量電腦斷層篩檢能夠發現早期肺癌，就有病人因發現得早，只屬於腫瘤初期，手術之後，不需要再接受其他治療，生活影響也不大，因為得到適當治療，痊癒存活率便大幅提高。在我過去的病例中，更有一位 70 多歲，兩邊肺部都有肺癌細胞，屬肺癌分類第四期的病患，在檢查之後經過肺部手術、標靶治療後，目前固定在門診定期追蹤，在治療過程中更與許多醫護人員培養出很好的情誼。他說當初也是陪罹患肺癌的哥哥看診，心想就在醫院了，趁等待時間稍做個檢查吧。他的一句「好加在有去做檢查，保住老命。」也鼓勵了他的一些老朋友前來檢查。

其實我們每個人都要自己有警惕，四十歲以上，直系親屬裡有曾罹患肺癌的，或有抽菸的高危險因子的人，都應該有健康意識：為自己做一次肺部檢查。當然在此也呼籲政府能將「肺癌篩檢」盡速納入國民健康署推動的癌症篩選項目中，畢竟四千至六千元的檢查費用不是每個人都能輕易負擔得起的。

許多的「第一次」都是在瞬念之間；「瞬念之間，也許就得到了治療的契機。」如果我們能因此而及時掌握自己的身體狀況，就等於給了自己重生的機會。不論報告結果為正常或異常，為了自己或家人，還是找個時間來檢查。

林先生，你是個正向樂觀的人，再過兩三天你就可以出院返家了，手術切除乾淨，病理報告也沒有淋巴結的轉移，癒後情況很好，配合後續治療，你可能再發的機率相對也會小了。

祝福你喔，朋友！

*常見的肺臟切除的手術

陳醫師：早安

再過兩小時，我就要被推進開刀房了，我很害怕。雖然您一再要我放心，可是我還是七上八下。

這一個星期以來做了很多檢查和測量，我的朋友都說我的肺要被切掉了，可是我記得您跟我說可以手術，還說我有福氣。

唉！我心情好亂啊，誰能來救我！

病人　黃信豪

黃先生：你好。

巡視病房時，你睡得很沉，開刀手術很順利，你恢復得情況也很好，等一兩小時後，你睡醒來，應該相信醫師的話了。

肺癌的治療是許多病人以及家屬所關心的，也是大家所希望知道的。肺癌的治療有很多方法，我先讓大家了解有關於肺癌整個的傳統治療方法。

肺癌的傳統性治療，可分

一、局部型治療：包括手術、放射線治療、燒灼或冷凍等。

二、全身型治療：靠打針、吃藥物，藉血液運行而

至全身，包括化學治療、標靶治療和免疫療法。

那麼我先就手術這一項來說明。

壹、什麼病況下可以動手術？

肺癌腫瘤是否能動手術？簡單講，要視病人症狀，這跟肺癌分期有關。第一期、第二期、第三A期，都可以局部治療方式，使用手術。

手術的原則是把腫瘤整個摘除，摘除時還要讓摘除的邊緣有足夠安全距離，才能根治；手術對愈小的腫瘤愈有足夠的安全空間，根治效果愈佳。

貳、常見的肺臟切除的術式

肺臟的切除，既然要視肺癌的症狀、腫瘤大小、位置，是否遠處轉移等的分期狀況，因而可依切除的範圍及方式，基本上分為楔狀切除術、肺節切除術、肺葉切除術、袖式肺葉切除術、雙肺葉切除術，以及全肺切除術等。

一、楔狀切除術

原則上使用於很早期的原位癌或1A期小於2cm腫瘤。手術切除肺葉的範圍小，保留肺功能最大。〈參考圖A-1〉

二、肺節切除術

有的國家又稱「肺段切除術」，這項術式的觀念在於：醫師將左右兩邊肺葉〈右三左二〉，細分成十八個肺節，可以精確治療，而保留更大的肺功能。
〈參考圖A-2〉

三、肺葉切除術

使用於原發性肺癌的根除性治療，或侵犯整個肺葉的良性病變，如支氣管擴張及肺結核。

〈參考圖 B〉

四、袖式肺葉切除術

有些肺癌腫瘤位置在肺部比較中間支氣管開口部分，如中央型肺癌，腫瘤位於肺葉支氣管的開口時，必須要切除得更深，但是其他兩個肺葉卻仍是健全的，就可以使用袖式肺葉切除術。方法為將受腫瘤侵犯的肺葉連同一段支氣管切除後，醫師再妙手將健康的兩個肺葉接回去，就像縫合長袖襯衫的袖口一樣。

袖式肺葉切除術雖然是比較複雜的術式，但是它的優點：可以保留肺功能完好的肺葉。

〈參考圖 C〉

五、雙肺葉切除術

更大的腫瘤時，可能要做到雙肺葉的切除。一次切除右側兩個肺葉，就稱為雙肺葉切除術。當肺臟切除的範圍愈大，不僅手術的風險愈高，術後肺功能也愈差，發生呼吸功能不足的情形也愈大。

〈參考圖 D〉

六、全肺切除術

切除整側肺臟稱為全肺切除術。整側全部切除，存活率不免很低，肺葉切除達百分之五十，危險性自然增高的。肺癌手術的原則是肺癌切除的部分愈少，危險

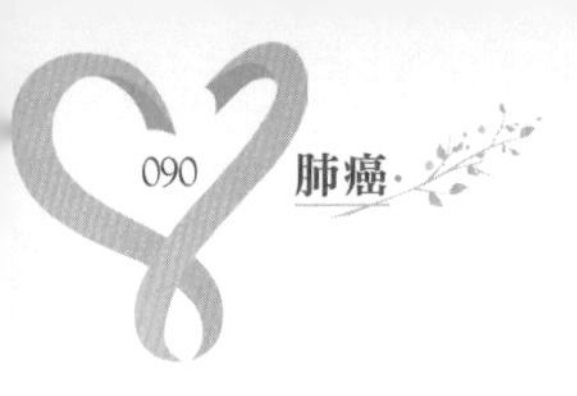

性才愈低。所以只有早期檢查，早期治療。

〈參考圖 E〉

黃先生，我猜想你害怕的是手術的安全。切除那麼大的範圍，病人是否安全。

一個病人的肺臟到底可以切除多少？開刀之前，醫師都已經考量了，因此開刀前，醫師會安排病人做肺功能檢測。醫師依肺功能檢測出來的報告，來決定接受手術時可以切除的範圍，因為開完刀之後的肺功能，至少要存留百分之五十，才足夠病人應付日常生活所需的氧氣量。

黃先生，動手術是一件大事，對病人是，對醫師也是，而醫師要考量的細則和因素更多。

夜深了，其他下次再談吧。祝 平安

（表一）常見肺臟的切除術式

術　式	手術危險性	喪失肺功能程度
1. 楔狀切除術	低	0 ～ 5%
2. 肺節切除術	低	5 ～ 10%
3. 肺葉切除術	低	10 ～15 %
4. 袖式肺葉切除術	中低	10 ～15 %
5. 雙肺葉切除術	中	25 ～35 %
6. 全肺切除術	高	45 ～55 %

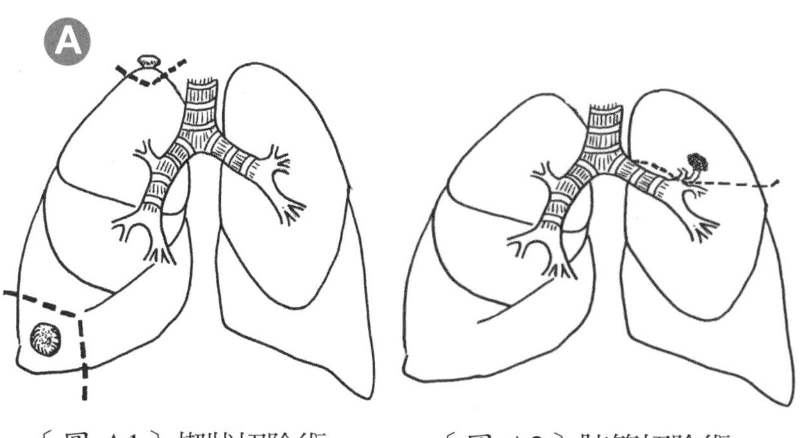

〔圖 A1〕楔狀切除術　〔圖 A2〕肺節切除術

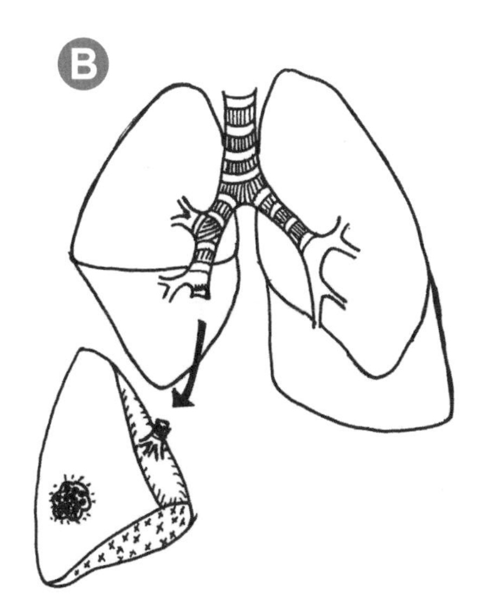

〔圖 B〕肺葉切除術

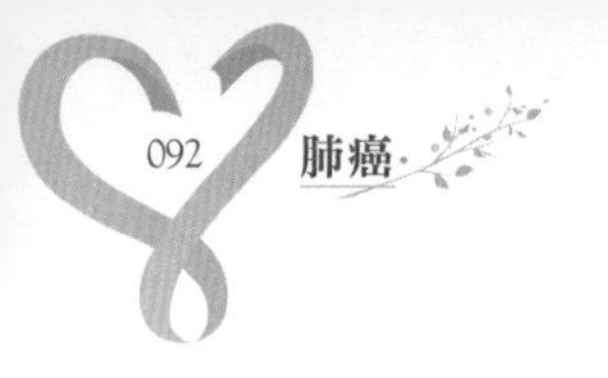

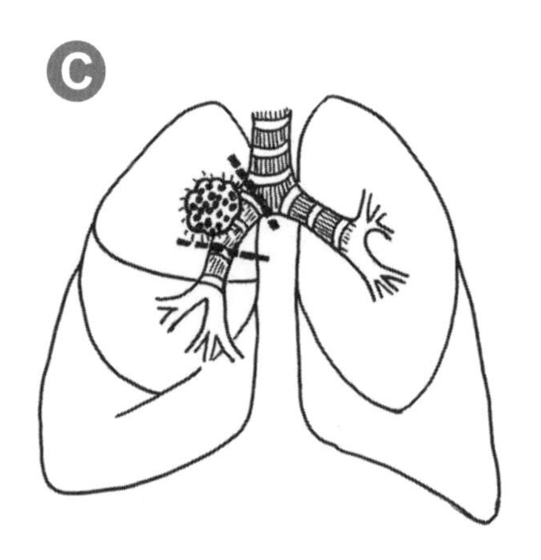

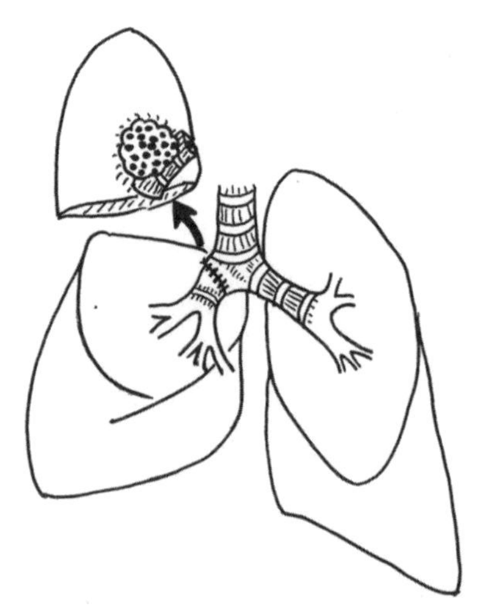

〔圖 C〕袖式肺葉切除術

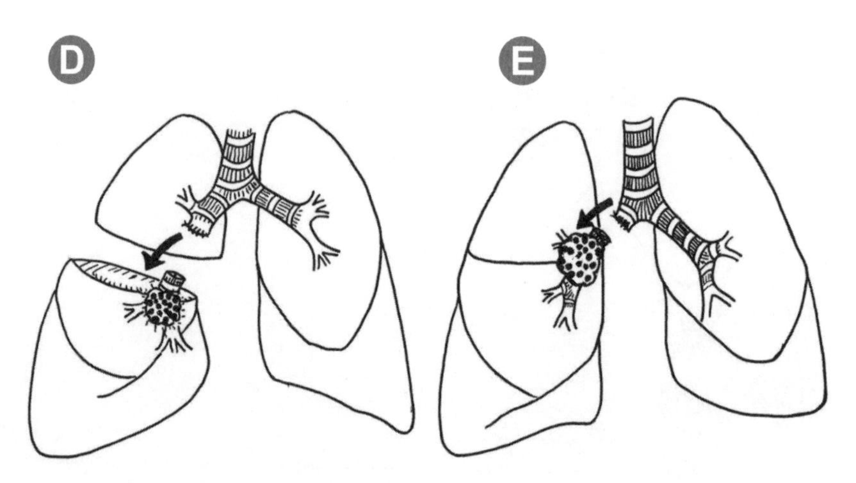

〔圖 D〕雙肺葉切除術

〔圖 E〕全肺切除術

* 肺癌手術安全與否的評估

陳醫師：您好。

我是一個病人的媽媽，我一方面憂心病人的身體狀況，一方面又要擔心手術危不危險？

很多人說開肺臟是大手術，很麻煩，很要命的。我和家人一直在考慮要怎樣打聽開刀安不安全，也聽人說開刀後有人連氣都出不來，沒辦法說話。

這樣還要動手術嗎？

動手術前我能問問醫師嗎？

詹媽媽

肺臟切除後是不會再生的，肺臟手術後，通常會永久喪失部分肺功能。因此手術是否安全？開刀之後，病人留存多少肺功能？傷口大小，是否易感染？把肺葉切除，對病人的影響多大？……都是在開刀之前醫師要考量的，也都是手術安全或成功與否的關鍵。

這些關鍵是很重要的，所以我現在再分項一一為天下的媽媽和病人說明：

第一關鍵：評估病人的肺功能

呼吸的功能是將身體外的氧氣帶給身體內的細胞，同時把身體細胞所產生的二氧化碳排出體外。劇烈運動或嚴重疾病發生時，身體細胞必需消耗數倍的氧氣，並產生大量的二氧化碳。

要吸入足夠的氧氣量進入，同時將體內的產生的二氧化碳迅速排出體外，首先要有良好的肺功能，而肺功能可以用肺量計 (spirometry) 來檢測。

用力呼吸將空氣完全吸飽後，再完全吐出來，這叫做肺活量，有運動習慣的人肺活量都較大。然而在手術上，用肺活量來推估生病之前和手術之後的存留氧氣量，是不夠精準的。

手術時需要的參考指標則是「用力呼氣肺活量」：將空氣完全吸飽後再用力、以最快速度的將空氣完全呼出。比如說一個有肺氣腫的病人，他的肺活量也很大，但是因為阻塞型肺炎，他的吐氣就要很久，這樣的病人要開刀也有風險。一般人用力呼氣的時間約需三秒鐘，其中大部分空氣在第一秒內就呼出，用力呼氣一秒內的呼出量被稱為 「用力呼氣一秒量 」。

可能你要說，我人都不爽快了，還不快點給我治療，算數學作什麼！

別發脾氣。就是要快治療，所以要病人配合檢測，趕快得知病人的肺功能。手術是否安全，預估術後病人的存活率，以及日後生活影響，都要精確的「用力呼氣一秒率 」作為參考指標。

舉一個實例來說好了。若病人手術前用力呼氣一秒量肺功能有 80％ ，手術後用力呼氣一秒量至少要留存有 50％ ，那麼醫師便推知可以切除的肺葉約為 30％ ，即為安全範圍；但若病人是需要做雙肺葉切除的，那風險就很大不安全的。

可是若病人手術前的肺功能有 100％ ，勉強還可以做到全肺切除。

再若開刀之前，病人肺功能已經低於 50％ ，不管什麼手術都很危險，就要考慮其他治療，比如放射線治療。

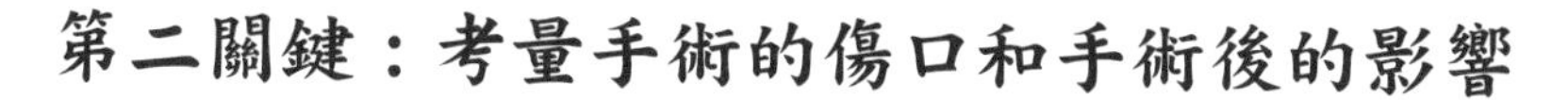

第二關鍵：考量手術的傷口和手術後的影響

把肺葉切除的影響，是長久的，因為肺臟切除完之後，肺功能已不能再恢復，所以一定要精算。

手術切除的安全性，其實可以分成兩個層面，第一個層面：開刀的時候，手術本身就會引起病人呼吸功能的傷害，這也關係到手術傷口和呼吸肌肉，用傳統的手術傷口較大，但是大傷口在細心照護下是可以恢復的，但是若使用內視鏡手術，傷口就小，對呼吸肌肉的傷害也小。

第二個層面則在開刀後。因為開刀的傷口是暫時性的，可是肺切除的受傷影響是永久性的，所以要評估病人開完刀後他的危險。因此手術的安全性或說成功與否，就要把暫時的傷口情形和對病人長期的影響，一起加入評估。

我用個表列讓讀者一目了然：

肺功能	腫瘤	切除範圍	傷口	手術安全性
很好	小	小	小	安全
很好	大	大	大	有一些危險
尚佳	大	大	大	危險
差	大	大	大	最危險

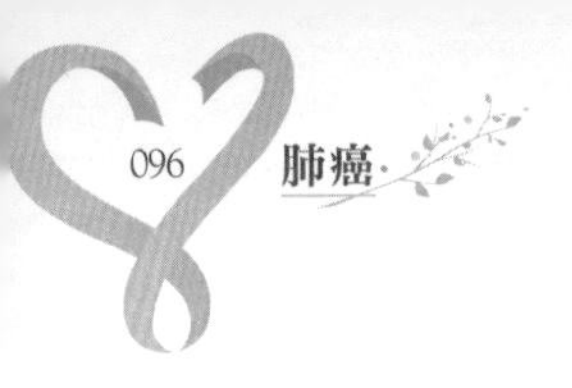

所以要考慮手術的簡單原則，在於：

一、**肺功能**：一般來講病人肺功能好不好不易掌控，但是還是勉強可以改善。比如開刀前，病人可能有氣喘或肺炎，那麼手術前便加以治療好，或是加以復健，就可以增強或改善病人開刀前的肺功能。

二、**傷口大小**：傷口大小，醫師是可以掌控的了。隨著手術技術和器材的進步，現在有微創手術。微創手術就是要讓傷口盡量變小，可以改善傳統手術的大傷口，傳統手術傷口可能 20 ～ 30 公分的腫瘤切除，微創手術則只有 2 ～ 3 公分。受傷小，安全性便增高了。

三、**切除範圍**：怎樣讓腫瘤的切除範圍變小？就只有早期發現，早期治療了。

目前來說，手術還是根治肺癌效果的首選，因為它最可能讓病人有增加長期存活的機會。

＊肺臟手術後可能的併發症

陳醫師：您好。

我不是您的病人，但是早上我看到您來巡房，本來我很想請問您，我已經動過了肺臟手術第三天了，我應該要注意什麼？比如併發症或者怎樣更安全或者說飲食要注意什麼？

看到您有很多病人要忙，就不敢耽誤您的時間，用寫簡訊來請問。謝謝！

病人　溫兆羿

兆羿病友：您好。

午間看到你的簡訊，我想你要問的可能是有關肺臟切除手術後的併發症問題。

你的簡訊寫得條理分明，推想你復元的應該不錯；你會主動問起術後要注意的併發症問題，也顯示了你是一個生命毅力很強的人。

我們現在就來討論：肺臟切除手術後的併發症如何預估？

肺臟切除手術後產生的併發症，會牽繫到很多情況，主要被關心的有：

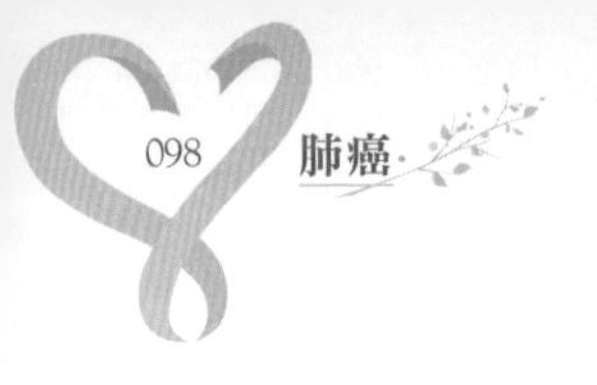

壹、肺臟手術本身

肺臟切除手術本身，就會讓病人肺功能變差，病人會呼吸困難和易喘；尤其病人若原本肺功能就不佳，或手術切除的範圍較大，術後產生肺功能不足，或呼吸易喘的機會也會增加。

同時手術也會讓身體變弱，有可能引發發炎，產生肺炎，或肺水腫或肺塌陷。也有可能因為病人凝血功能異常，而導致出血，或肺臟切口癒合不良導致胸管長期漏氣。

貳、因全身麻醉引起

開刀時，病人要做全身麻醉。單純只是全身麻醉，一般而言風險並不高，但是對於一些身體本就虛弱、肺功能差的病人，麻醉時，身體處於很多功能沒有運作，呼吸功能靜止的狀態、心臟比較無力、腸道功能低，這時容易併發肺炎，若病人年紀輕，影響尚小；若病人年紀大，影響就大了。

因為年紀大，心肺功能自然比較差，血管也許也阻塞了，在全身麻醉過程中便增加了風險，幸好產生這些併發症的機率不高，萬一發生，只要好好治療，通常都能順利恢復。

叁、傷口疼痛現象

術後疼痛的現象有時在傷口部分，但也有病人是受神經牽扯影響，而轉移至其他地方。

一般說手術後傷口疼痛，一至三個月就會改善，可以服用止痛劑治療。也有些病人因支氣管較敏感，術後會有慢性咳嗽的情況，所以希望病人根據自己身體恢復狀況，可以做些散步、慢步或游泳等溫和運動，即使行動不方便的，也可以做些擴胸運動。

至於飲食，術後絕對要禁止吸菸或吸二手菸，同時要避去生冷或過熱以及刺激性的食物。

兆羿病友：謝謝你的簡訊，我也在此勉勵所有罹患肺臟腫瘤的病人，現在由於手術及麻醉技術的進步，肺臟手術的風險已經大為降低，同時傷口也因逐漸使用胸腔鏡手術而大幅減小。因此即使必須接受肺臟手術時，也不要太過緊張，只要與醫師充分討論，配合注意事項，都能順利恢復健康，又開始正常的新生活。

祝福你 祝福大家。

談談肺臟腫瘤切除的術後照護 I

敬愛的陳醫師：

謝謝您。當手術室的大門打開，醫護人員呼喚家屬名字時，您走出來告知手術成功，一掃我們家屬的焦慮和害怕。您是我伯父的救命恩人，謝謝。

不過還是要請問您，病人在加護病房內觀察一兩天再轉入普通病房，那我們要做些什麼才好呢？有什麼是我們可以做的或注意的，請您吩咐我們。

病人家屬 董中毅

董先生：

幫助病人，醫治病人，是我們醫師的使命，令伯父手術成功是所有醫護人員共同合作的結果。謝謝你對我們的肯定。肺臟腫瘤切除手術是一項大手術，術後的照顧更是非常重要，我推想你所說的要做些什麼事，指的應該是術後的照護。

一般肺臟腫瘤切除手術之後的照護有幾個層面，有加護病房裡的照護事項；有一般病房裡的照護事項；出院居家也有需要注意的地方。

因為令伯父在加護病房裡，過幾天會轉入普通病房，我先就這兩方面來說明，一方面讓您或其他病人家屬一同來了解醫護人員所注重的事項，一方面也減輕你們的不安。

壹、加護病房裡的照護

由於肺臟切除手術是一項大手術，手術剛剛完畢後，為安全起見，有的病人會留在加護病房內，加護病房裡則有專業醫護人員照護。

醫護人員對於一個剛接受手術之後的病人，主要的注意照護事項有

一、顯現生命徵象的方面：

（一）**心電圖**。通常一般人心臟跳動的數率約 60 ～ 90 下 / 分鐘，這是正常的狀況；有些病人因為開完刀後，身體有些不舒適，而心臟跳動會比較快一點，約 100 ～ 120 下 / 分鐘 ；但若是為 120 下 / 分鐘以上，則醫師及護理師就會特別注意病人的狀況是否有異。

（二）**血壓**。血壓有收縮壓和舒張壓，一般來說：收縮壓約 110 ～ 140；舒張壓 70 ～ 90，都是正常。 但是手術後在加護病房內，一般病人的血壓變化會比較大，有時甚至 190 ～ 200 之間 ，不過，這是短暫的現象，不必太擔心，一段時間後就會恢復正常。然而若是血壓真的太高，就要使用藥物讓血壓降下；若是血壓太低，也盡速找出原因，可能病人缺血或水分不足，醫護人員找出原因後也會加以調整。

（三）**血氧濃度**。通常一個病人的肺功能尚佳者，血氧濃度有：95％ ～ 100％ ；若病人血氧濃度在 95％ 以下者，則有缺氧可能，醫護人員便會調高氧氣濃度，或者幫病人抽痰拍痰，都可改善血氧濃度。

（四）呼吸速率。一般正常人 12 ～ 18 下 / 分鐘；若超過這速率，呼吸速率太快，表示病人有一些呼吸困難情況，醫護人員就會去探究原因，一般說來大致為：

（1）病人肺功能不好；

（2）因肺臟手術切除；

（3）氧氣不足；

（4）傷口疼痛；

（5）肺部發炎；

（6）氣喘發作。

所謂「生命徵象」，實則意味著關係病患生命的重要指標，這些重要指標會隨時顯現於病患病床旁的電腦螢幕上，提醒醫護人員要注意病人是否有心律不整、或呼吸急促、或血壓太高、或血氧濃度太低。由於這些情況會威脅到病人的生命安全，必須每一分每一秒都留意。

二、病人身體上的管物注意事項：

由於手術後胸腔會積留一些氣體和液體，因此手術後，醫師會在病人身上留下引流管和胸瓶，以便於將多餘的血水和氣體排出。

（一）注意引流管內的血水量是否太多？一般來說，病人一天裡的血水若約 300cc 以下，顏色淡紅，都屬正常，不必緊張。若呈鮮血色又量大，則為不好；但是若已漸漸變淡，也屬正常。

（二）注意咳嗽或呼吸時是否漏氣？這情況，從胸瓶可以看到一直冒氣泡，就可以洞察是漏氣了，肺部切除本身就好像是我們皮膚的傷口，癒合之前都會漏些空氣。肺部傷口，時間約五天之內，漏氣便會停止。若還是漏氣不止，這時醫師便會從胸管打入肋膜粘黏藥劑，來加速傷口癒合。

貳、一般病房內的照護

有的病人術後恢復良好，一切顯現都很正常，從恢復室後出來不需要住加護病房，即可轉入一般病房。

一、病房護理

（一）心電圖、血壓、血氧濃度、呼吸速率的檢視。一般病房都有病房護理人員，病房護理每一班次至少會來觀看記錄一次，以及測量體溫。

（二）體溫。一般說來，病人體溫37.5℃以下，就是正常。37.5℃～38℃須要觀察；38℃以上就要注意並找出原因。

病人體溫的增高，一般原因多為：剛剛手術完畢後，病人的肺部擴張尚未恢復，或因病人體內水分不足，都會發燒，這一部分只要給予退燒藥，或以點滴補充水分，情況就可以改善了。 若是情況仍未轉好，有可能是因為發炎感染引起，就會進行血液，或痰液的細菌培養，並加強抗生素使用。

二、手術後普徧有的情況

（一）傷口疼痛

手術後，病人普遍會感到傷口疼痛，但是每個病人的疼痛忍受度或感覺有很大差異。究竟多疼痛？所以一般來說，護理人員會使用疼痛量表，來客觀評估病人的疼痛程度。

疼痛量表上的疼痛指數：從 0 分到 10 分，分成十級，分級愈高愈感疼痛，0 分完全不痛，10 分可說最疼痛。

一般來說，疼痛指數在：

（1） 4 分以下，護理人員會先觀察情況；

（2） 5 分以上，會追加口服止痛劑；

（3） 7 分以上，會注射皮下止痛針劑，或以點滴注射止痛劑。

如果病患屬於對疼痛特別敏感者，或重大手術，醫師會建議使用自控止痛劑，不必等到護理人員來評估。不過這種自控止痛劑健保不給付，屬於自費用藥。

但是肺葉切除手術是一項重大手術，手術後病人若因怕痛而不敢咳嗽，痰咳不出來就容易產生發炎感染狀態，所以疼痛控制是很重要的。

（二）病人的飲食

開完胸腔手術後回到病房，多久可以開始飲食？ 這是很多病人家屬所關心的。

一般人都以為：手術後，必須等到病人排氣了以後，才給病人進食。其實，胸腔手術若進行順利，沒有傷到腸胃，回到病房，病人可以坐起來，精神狀況很好，就可以試著給病人喝一點水；喝水不會嗆到，就可以試著給病人一點溫和容易消化的食物，切忌生冷刺激，太冰冷，會引發氣喘、咳嗽；口味太重：太甜、太鹹、太辣，會生痰及刺激氣管都不適合。所以醫師會建議給予病人軟質、流質的食物，同時第一天的量不要太多，因為有可能麻藥未完全褪盡，很容易產生嘔吐。

（三）導尿管、排泄

病人身上的導尿管，一般來說：開完刀後的隔天即可拔除。這期間要注意病人的尿液：若尿液量少而顏色深，表示病人水分不足，可以鼓勵病人喝水；但若是病人情況還不方便喝水，有嘔吐、噁心等情況，就可考慮以靜脈注射點滴補充。

而病人的排泄情形也需要留意。一般來說，開刀後的三天內，病人幾乎不能解便，因為病人使用了大量的嗎啡類止痛劑，止痛劑會讓胃腸的蠕動緩慢，解便功能變差，所以對於剛做完手術的病人，醫師就會給予軟便劑，或促進胃腸蠕動的藥物；若情況還是沒有改善，五天後仍未能解便，則要給予塞劑或是灌腸，但是這情況也是短暫的，還不至於形成習慣性，第一次解便順暢後，就能恢復正常了，所以病人和家屬都不必太擔心。

（四）傷口換藥

現在肺部手術大部分都採用內視鏡手術，傷口很小，感染機率也很低。傷口只要保持乾淨，沒有血水滲出則不需要經常換藥。

哇！我盡量精簡，還是洋洋灑灑寫了這麼多。董先生：看了上述的解說以後，醫院完善仔細的醫療照護，一定能讓你們放心。在醫院裡，你們只要和專業醫護人員充分配合，就能收事半功倍之效，重要的是出院後的照護，就需要你們的督促和毅力了。下一次我專章來說明出院、回家後應注意的事項。晚安！

談談肺臟腫瘤切除的術後照護 II

敬愛的陳醫師：您好。

我迫不及待的想聽聽出院、回家後要注意哪些事項？我本身也是剛做完腫瘤切除手術的病人。說來要謝謝您，因為您一直呼籲早作診斷，早作治療，我才會參加公司健檢，查出了我的肺部腫瘤，並作了手術，明後天就可以出院了。

怎樣的情況可以出院，出院後我要注意什麼？請您再次詳細告訴我們好嗎？

謝謝！

病人兼讀者 蔣凱玲敬上

蔣女士：你好。

你要謝謝你自己，雖然我一再呼籲早來作篩檢，早來治療，但是勇敢付諸行動的卻是要你自己。有大師說：「人生最大的幸福是及時。」在你身上就看到了，同時知道了很多病人能健康出院，這才真是我最高興的事。

言歸正傳吧。

一個作完肺臟腫瘤切除手術的病人，何時可以出院？醫師從哪些狀況評估是否可以讓病人出院？

一、傷口情形。

現在大部分的肺臟手術都採用內視鏡手術，傷口很小，同時，施動手術的範圍，通常也屬較乾淨的部位。所以肺部手術，基本上傷口感染機率也很低。除非傷口有血水滲出，否則不需要常常換藥。

二、胸管拔除。

一般來說，血水引流量正常，無漏氣，不必等到毫無任何血水，一至三天胸管就可拔除了。

當這兩種情況都很正常，通常胸管拔除，病人呼吸正常，沒有發燒，飲食也正常，不需要使用點滴注射，或抗生素注射，醫師就會讓病人出院了。

回家之後，要如何照護呢？一般注意的事項和建議，有：

一、傷口方面

（1）傷口 保持清潔乾燥 ，內視鏡手術傷口很小，傷口感染機率也很低， 乾燥的傷口不需要常常換藥，可以二至三天回門診換藥，至於傷口拆線，約兩週後可以回門診處理。

（2）傷口輕微疼痛，是很正常的，數週的休養即可漸漸恢復。為避免疼痛，休養期間不要做太粗重的家事，可依自己的體能狀況，做些適度的運動，如散步、太極拳、氣功或瑜珈，能增加柔軟度，減少疼痛；同時輕微的運動可以消除脹氣，增加心跳次數及呼吸，可以刺激腸胃蠕動，增加活動力。比較劇烈的活動如跑步、打球，則要一個月後。搭飛機出國旅行呢？也以一個月後較合適。

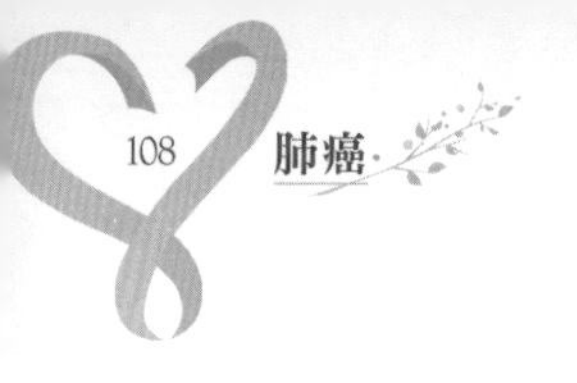

（3）若有感染或出血的症狀，如發燒、呼吸急促等都應立即返院治療。

（4）開刀之後三個月之內容易有咳嗽的情況，可以服用些止咳藥物。

二、就醫方面

（1）定期回診就醫追蹤。

（2）定期施打疫苗。感冒疫苗應每年施打，肺炎疫苗則五年施打一次。

三、生活習慣方面

（1）抽菸病患應完全戒菸，沒有吸菸者，應該避免接觸二手菸。

（2）避免到人多、空氣不流通的公共場所，以減少呼吸道的感染。

（3）避免暴露於嚴重空氣汙染，或對呼吸道有刺激性的環境。

（4）平時應多注意飲食，多攝取足夠的熱量和蛋白質，增加體力。

（5）喝酒的習慣，在傷口癒合後一個月內都要節制，只適宜少量的、適量的飲酒；而一般的咖啡、茶也是適量最好。

蔣女士：明後天就要出院了，此刻的你在恢復中，俗話說天助自助，你一定會更明白及珍惜健康的重要和快樂。願你有個好夢。祝福你！

＊肺癌的放射線治療

陳醫師：您好。

我大姊因為肺腺癌住院，昨天我聽她跟醫師說她不想開刀，她只想做放射線治療。不必開刀，又不必吃藥打針，又當天就可以回家。我們對醫學是草地人，勸她要聽聽醫師的說法。

陳醫師，我可以就放射線治療的事，請教你嗎？什麼是放射線治療，真的比較好嗎？我也略為有聽說放射線治療有好幾種，那一種好呢？ 我知道後也可以勸勸我老姊。

病人家屬　楊財生

楊先生：你好。

你的觀念很正確，肺癌的治療要聽聽醫師的說法，不過病人本身對治療的執著是因為她本身是病人，會害怕，會焦急。讓她說說她的意見也是一種紓壓。

病人和家屬都有權利知道治療的意義，我現在就來說明有關放射線治療。

放射線治療屬於肺癌局部治療裡的一種，早期使用鈷六十，現在已進步使用直線加速器，簡單說是利用高能量來照射癌細胞，讓癌細胞死亡。

對肺癌來講，病灶在肺臟裡面，要做手術會有一個不算小的傷口。放射線治療的好處則是沒有傷口，一般人會因沒有傷口而以為是比較好，或者自己比較能承受的治療方式。

放射線治療的最大缺點：不易精準針對腫瘤作治療。因為腫瘤深在身體裡，或在重要器官組織旁，如心臟、肺臟、血管、食道等。治療時，放射線在到達腫瘤之前，要經過很多正常組織，如肺臟、心臟、血管、食道、骨髓……有可能已造成對那些器官的傷害；放射線對正常器官的傷害不會馬上就發生，通常會隨著時間而可能變得嚴重。

此外，放射線治療所造成的傷害屬於累積型，當劑量到達一定程度時，不能再繼續放射線治療，否則會造成器官永遠的壞死。這也是放射線治療的麻煩之處，也是醫師深思謹慎的地方。楊先生這可能也是醫師沒有讓你的姐姐做放射線治療的原因之一吧。

可能您還想再多知道一點：現代科技進步下，難道沒有新的放射線治療技術嗎？

拜科技進步之賜，放射線治療的器械也有很大的創新，比如目前已有的電腦刀、伽瑪刀、螺旋刀，日本有的重粒子刀，未來台大醫院的癌症中心有質子刀。這些新的放射線治療可以透過電腦程式的計算，和那些放射線的特質，避開正常組織的傷害，把最大能量集中在腫瘤上，讓其他正常器官不受影響，但是這樣的治療還是最適合在初期的腫瘤，如同手術最佳效果也在初期早期。

放射線治療共同的缺點，一是會影響旁邊器官的傷害，器官一旦受傷害，很難恢復的。

二是對於癌症的治療不夠了解。因為手術切除，切除腫瘤、切除淋巴結後，有足夠的腫瘤標本可以做病理的化驗，確定是否切除乾淨及淋巴結是否轉移？對於肺癌的治療可以更精準，醫師可以決定是否需要追加後續放射線治療或化學治療。然而放射線治療則沒有腫瘤標本可以化驗，治療了腫瘤，而淋巴結是否也需要治療呢，無法非常確定。

放射線治療既然不如手術，為什麼不手術，而要用放射線治療呢？或者如一般人疑惑的：有放射線治療為什麼還要開刀？

放射線治療雖然不夠精準，但是對於一些心肺功能很差者，重病而壽命不是很長者，手術風險大者，都是比較安全的治療，是可以參考選擇的，即使後來會慢慢產生副作用。

有幸的是醫療器材的進步，新的機器定位更精準，對正常組織的傷害比較小，所以它的好處是病人可以反覆多做幾次，對正常細胞來說，累積的劑量不大。

至於其它的局部治療如電燒灼、冷凍等的治療方法，比較單純，原則上是物理的治療，加熱或冷凍都是利用溫度來殺死癌細胞。

電燒灼利用物理加熱方法燒死癌細胞，不過它有缺點，因它是屬於侵入性治療。

癌細胞也是人體的細胞，溫度超過45℃，它無法存活；冷凍，低於0℃或-10℃，癌細胞也開始結冰無法存活，不過這治療的缺點在距探針愈近的，效果最好，距探針愈遠，效果愈弱，不保證每一個癌細胞都被治療到，很難評估效果，所以腫瘤大於3公分，太靠近血管支氣管的都有風險，只適合周邊型的、腫瘤較小的病患。

做完電燒灼或冷凍後，醫師要叮嚀病人家屬：要給病人多喝水。

因為做完電燒灼或冷凍治療後，細胞壞死的有毒成分都會散布在血管裡，會被身體吸收，為了身體健康，那些有毒份子都要排除，所以建議要多喝水，多吃富維生素的水果，當然也要多注意飲食的均衡和新鮮。其實這些老生常談，平常健康人也要注意的。

楊先生，今天所講的，我用圖表再做一簡單整理，希望讓你及所有讀者了解：

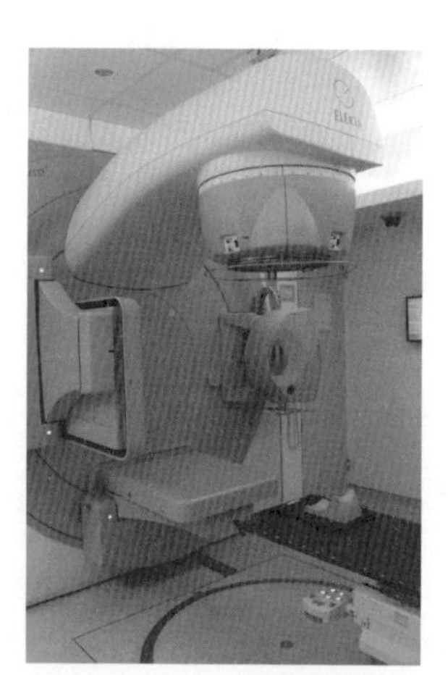

直線加速器

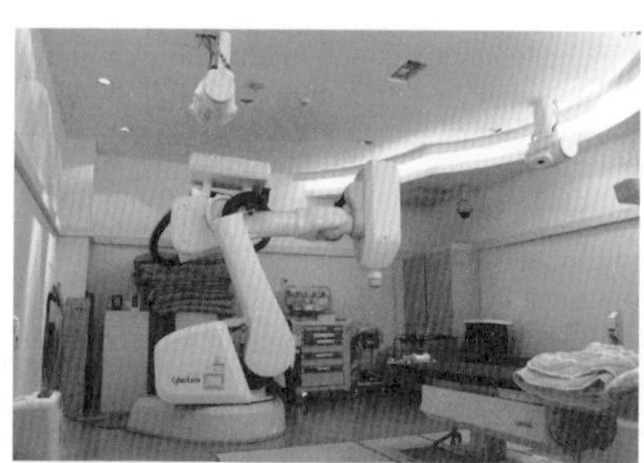

電腦刀

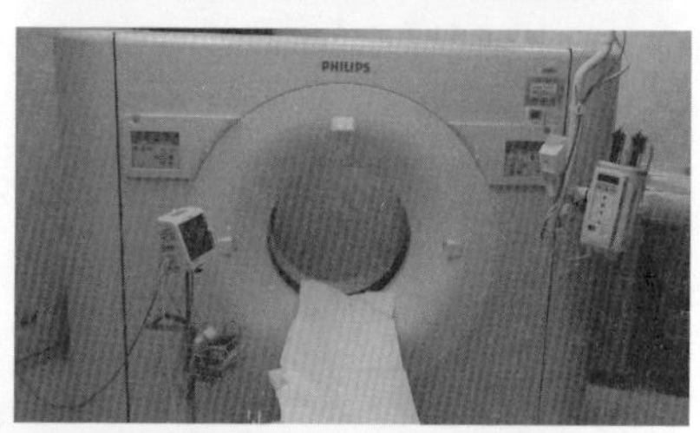

螺旋刀

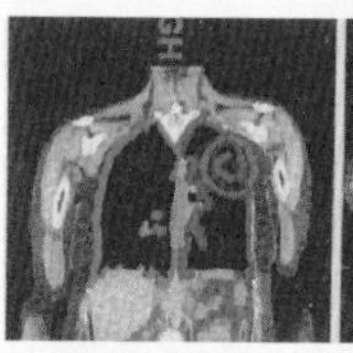
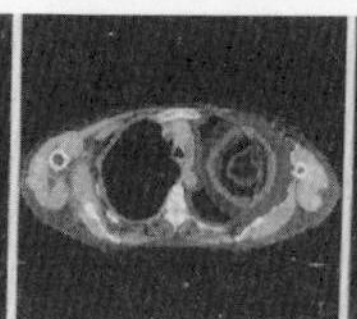
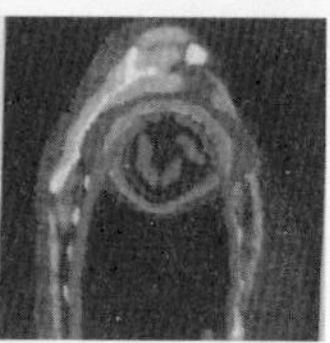

更精準命中目標，減少周圍組織傷害

〔圖〕肺癌放射線治療

肺癌的治療原則

<table>
<tr><td>小細胞肺癌</td><td>化學治療爲主</td></tr>
<tr><td rowspan="2">非小細胞肺癌</td><td>身體情況佳：
第一，第二及3A期　：手術治療為主。
3B期及第四期　：化學治療為主。</td></tr>
<tr><td>年齡大或身體情況不佳：
第一，第二及3A期　：放射線治療為主。
3B期及第四期：輕度化學治療或標靶治療為主。</td></tr>
</table>

祝福令姊，也祝福大家。

談談放射線治療的副作用和照護

敬愛的陳醫師：

家父今年六十多歲，罹患肺癌，並接受了放射線治療。最近我發現他有些變瘦。請問醫師：變瘦是放射性治療的副作用嗎？此外放射線治療還有哪些副作用？變瘦以後體力一定不好，身為兒子，平日生活裡我要怎樣照護或要注意哪一些事情？

因為朋友介紹，說您是肺癌方面的專家，所以向您請教，企盼您的回答，謝謝！

北市　夏弘擎

夏先生：你好！

謝謝你誇獎，我的確行醫多年也有些心得，但是在醫學的海洋裡，我仍抱持著學習和虛心的態度，所有的讚譽都希望對病人有幫助。

從你的來信，可以感知你的孝順。當老人家有疾病時，兒女的關心和照護是他最大的支柱和安慰。

你問道放射線治療的副作用。放射線治療的缺點，就在於除了殺死癌細胞外，同時也會傷害到一些正常的組織細胞。因而接受放射線治療便有些副作用了。一般來說：放射線治療所產生的副作用，會因放射線照射的部位和劑量的不同而有所不同。照射部位越大，使用劑量越高，對正常組織的影響越大，所表現出的不適情形也越明顯。

胸腔放射治療一般常見的副作用有：

一、消化方面的不適：口腔乾燥、虛弱、食慾不振、腹瀉。

二、呼吸方面的不適：喉嚨疼痛、吞嚥困難。

三、肌肉方面的不適：肌肉疼痛、疲勞。

四、皮膚方面的不適：治療部位皮膚的發炎、乾裂。

五、若是病人接受腦部放射線治療，則可能出現頭痛、頭皮不適、噁心、嘔吐、掉髮或其他記憶方面的影響。

不過，請你不要害怕，療程告一段落後，那些副作用可能會獲得改善，你，以及家人只要發現病人有較異常的情況，都可立即向醫護人員反應，醫師會適時給你一些藥物來改善的。

至於你提問的有關令尊體重減輕變瘦的問題，我從醫師角度提供你兩方面的建議：

一、每日飲食建議：足夠的各類營養素

（1）奶類或奶類製品。

（2）魚、肉、蛋、豆類，可以多種方式烹調，以容易消化為主，同時增加病人食慾。

（3）蔬菜：少量多樣常變化，若有脹氣時，避免產氣蔬菜如青椒、芹菜、洋蔥等。

（４）水果 ：每日兩種，可以選用較富維生素多的水果。若有腹瀉現象，可以選用蘋果、梨子等水果。尤其做完放射線治療後，為要增強病人新陳代謝功能，排除血管內的壞死癌細胞，建議要多喝溫開水及適量果汁。

（５）米、麵、麵包等五穀類，烹煮時不妨注意柔軟、易吞食。

二　預防體重下降的建議：

（１）多選擇營養高、體積不大的食物。

（２）少量多餐，佐以高熱量，高蛋白的點心或飲料，或增加食物的蛋白質和熱量，比如牛奶中加入麥片、穀類。

（３）變化烹調方式，或者病人喜歡的烹調口味，但仍宜避去生冷或油膩鹹重。

（４）餐前輕度運動，如散步、體操等。

（５）若口腔及喉嚨不適，可吃較柔軟或流質的食物。

（６）若身體疲勞，先休息片刻再進食。

（７）溫和的鼓勵病人多用餐。

（８）參考其他病友的飲食。

（９）安排愉快、輕鬆的用餐環境。

（10）請教營養師。

至於，你希望知道的放射線治療後應有哪些要注意的照護事項？我條列如下：

放射線治療時應注意的照護事項和建議：

（１）照射部位的皮膚保養：應保持乾燥清潔，若有發炎紅腫，立刻請醫師診治。

（２）沖洗：以溫和清水為宜。

（３）用藥：照射部位塗抹藥膏要以醫師允許為主，切忌私自用藥或乳液或爽身膏等。

（４）不可直接曝曬於陽光下或淋雨吹風。

（５）不可洗掉放射部位的記號。

（６）其他疼痛不適或噁心等問題應向醫師反應，藉由醫師處方用藥來改善。

（７）治療期間，應與護理人員合作，以達到最有效的治療。

夏先生，你的一片孝心我很感動，所以很詳細的告訴你方法和原則，相信在你的盡心之下，全家人一起用心，令尊一定會漸漸恢復體力，並完成治療的。

祝福令尊以及孝順的你。

*肺癌的化學藥物治療

陳醫師：

　　今天我回到醫院做人工血管裝置，護理師跟我說過些天要開始肺癌的化學治療了。我很想知道什麼是化學治療？為什麼要做化學治療？會很痛苦嗎？

病人 苗家霙

苗女士：你好。

手術後你恢復得很快，人工血管也已經裝設完成，有什麼感覺不舒服的地方嗎？若有任何的不適，都應向醫護人員反應，以獲得適當的協助。

你問道：什麼是化學治療？為什麼要做化學治療？

病人有了解醫療方法或用藥的權利，能夠多明瞭，醫治時候也會多一點信心，所以我願意詳細解說。

首先我們來看看肺癌的治療原則，大致分為：

一、**局部治療**：以手術為主。

二、**全身治療**：多以化學藥物治療為主。有淋巴結轉移或遠處轉移，局部手術不足夠，所以需要全身的化學藥物治療。

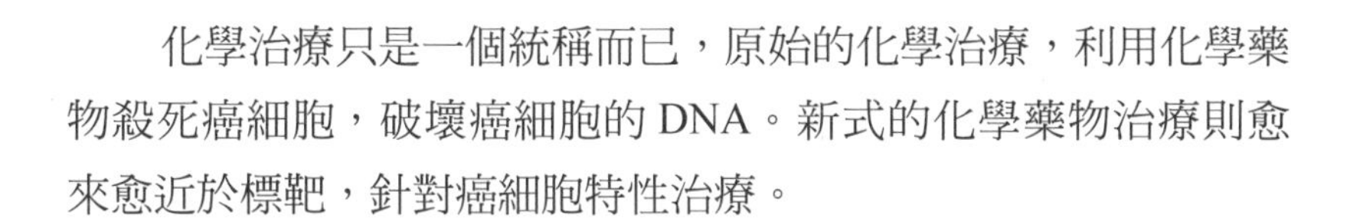

化學治療只是一個統稱而已，原始的化學治療，利用化學藥物殺死癌細胞，破壞癌細胞的 DNA。新式的化學藥物治療則愈來愈近於標靶，針對癌細胞特性治療。

那麼我們再看有哪些肺癌病人需要作化學藥物治療？這牽涉到所罹患的是哪一種肺癌。

一、**小細胞肺癌**：癌細胞生長很快且容易全身轉移，加上此類癌細胞對化學藥物相當敏感，所以治療方式以化學治療為主。

二、**非小細胞肺癌**：依肺癌的分期而定，第二、第三、第四期都應該做化學治療。

此外，病人年齡大、身體差、心肺功能不佳，不適合手術者，也可以考慮做化學治療，或是較輕的化學治療。

因為化學治療是使用口服或注射式抗癌藥物，藉由血液流至全身各部位的一種全身性治療，所以我們接著來談談化學治療的藥物究竟是哪些？

壹、鉑類的藥物：

大部分的化學治療會合併兩種以上藥物，其中一種必須是順鉑或卡鉑選擇其一來使用，一般來說以順鉑為多。

原則上兩種藥物都是與 DNA 結合，進而影響到 DNA、RNA 和蛋白質的合成，阻止癌細胞的快速生長及殺死癌細胞。

一、**順鉑**（cisplatin）

二、**卡鉑**（carboplatin）

當然這兩種藥物都有副作用，共同的副作用：都對腎臟造成影響，對周邊末梢神經有手麻腳麻的感覺，噁心嘔吐、脫髮等。

其他則分別如：

順鉑有低血鎂頭暈現象。

卡鉑則有血小板、白血球、血紅素減少的症狀，及過敏反應、聽力降低或耳鳴，輕度低血鈉、低血鈣或是低血鉀。

貳、合併使用藥物

為增加治療的效果，醫師除了選用鉑類藥物之外，其他還有五種化學藥物也會視癌細胞的特性、病人的身體狀況擇一使用。

一、滅癌平（溫諾平 vinorelbine、Navelbine ）

針對細胞分裂時紡錘體的形成抑制，使有絲分裂停止，而造成癌細胞死亡。

二、健擇 （ gemcitabine ， Gemzer ）

在 DNA 合成時干擾 DNA 鏈的延長，而造成癌細胞死亡，主要用來殺死正在合成 DNA 的癌細胞。

三、汰癌勝（紫杉醇、太平紫杉醇、paclitaxel、Taxol ）

在癌細胞有絲分裂時，促進微管蛋白形成穩定微管，而產生沒有正常功能的維管束，以阻止癌細胞的有絲分裂，使細胞死亡。

四、剋癌易（歐洲紫杉醇、 docetaxel、Taxotere ）

在癌細胞有絲分裂時，促進微管蛋白形成穩定微管而產生沒有正常功能的維管束，以阻止癌細胞的有絲分裂，使細胞死亡。作用同於汰癌勝（紫杉醇、太平紫杉醇）。

五、愛寧達（ Pemetrexed、alimta ）

多重作用的葉酸拮抗劑，藉由阻斷細胞複製必須的葉酸依賴代謝途徑，而抑制癌細胞生長。

但是此藥物在使用前，須預先注射皮質類固醇，以降低皮膚反應的發生率 與嚴重性，治療前 7 天開始須補充葉酸及維他命 B12，且葉酸須補充至最 後一劑藥物給予後 21 天止。

叁、其他

一、友復（ uracil-tegafur、UFT、UFUR ）

對於 1 B 期的非小細胞肺癌病患，在手術後可以使用口服此藥品一到二年。

對於藥物介紹這麼清楚，是希望給予大家正確的醫藥訊息，也希望病人知道自己的用藥，而有信心接受治療。

當然這麼多的藥物名稱，聽起來就有些沉重了。不過不要緊，當作參考就可以。苗女士，在尚未開始化療前你要多休息，補充些營養，放寬心情。化學藥物治療也並沒有想像中那麼痛苦，要相信自己。下一次我將為你們說說化學藥物治療前和治療中的照護。

祝福你和所有的病人朋友。

肺癌常用的化療治療藥物

口服	溫諾平（Navelbine） 友　復（uracil-tegafur、UFT、UFUR）
注射	順　鉑（cisplatin） 卡　鉑（carboplatin） 滅癌平（溫諾平vinorelbine、Navelbine） 健　擇（gemcitabine，Gemzer） 汰癌勝（俗稱紫杉醇、太平紫杉醇、paclitaxel、Taxol 剋癌易（俗稱歐洲紫杉醇、docetaxel、Taxotere） 愛寧達（Pemetrexed、alimta）

談談化療藥物的副作用

親愛的陳醫師：您好。

我有一事想向您請教。明天我就要作第二次化學治療了，我發現我大把大把的掉頭髮，頭髮掉光的樣子，我想起來就害怕，以後還會再長出來嗎？

化學治療對我究竟還有什麼副作用？陳醫師請您告訴我，我也好作心裡準備。希望您在百忙中撥冗回信給我。謝謝您！

病人　佳偉

佳偉病友：夜已深了，你入睡了嗎？

在接受化學治療之前，病患應有足夠的休息，良好的飲食和適當的運動，來增進體力，此外還要能有平適的心情，化學藥物治療時，才能收得更好的效果，至少讓你不那麼緊張、害怕。

化療後大量掉頭髮的現象，這是化療藥物的副作用之一，在治療過程裡，可能還會經歷其他的身體變化，我現在詳細的講給你以及需要的病人聽。

化學藥物治療會引起哪些的副作用？

化學藥物治療對身體產生的副作用，因為藥物不僅殺死癌細胞，也會對正常組織細胞產生破壞，尤其那些生長較快速的細胞，

一般說來比較明顯的有：

一、對骨髓的影響，骨髓內的造血細胞受損，使血小板、白血球以及血紅素下降，造成貧血，頭暈無力，抵抗力差，容易感染。

二、對腎臟的影響，容易使腎臟功能變差，尿毒指數上升。

三、對腸胃消化腸道的影響，噁心及嘔吐，口腔黏膜潰瘍、口腔發炎、喉嚨疼痛、食慾不振或便秘等。

四、對毛囊細胞的影響，造成掉髮。

五、對周邊末梢神經影響，手腳麻木、肌肉痠痛。

六、過敏反應，皮膚紅疹、搔癢或是不明熱。

七、其他如發燒。

看了這麼多的症狀，可能你會說老天，受不了，那我不要再繼續做化療，有些洩氣了。

可是我要為你打氣，你要相信醫師，醫師在選取化學治療藥物治療病人時，一定會衡量藥物的療效及副作用，是病人的身體、心理都可以接受的情況，因而所產生的副作用也會因藥物種類和劑量不同而有所差別。

其實化學治療藥物的副作用，這還是一種概括的說法，如果按症狀發生時間來說，可以分為幾個階段：

一、立即發生，很明顯的：

在給予化療藥物後數小時或者一兩天，最常見的都會引起的副作用就是噁心、嘔吐。目前有不少相當好的止吐藥，可以在化療前先服用，或者化療後再繼續服用一至兩天即可。

也有些病人會有皮膚過敏起疹子的情形，這只要擦些乳液，很容易用藥控制。醫師在進行化療前都會詢問，並做一些預防的。

二、數天期的：

在給藥數天裡或者一、二星期內發生的反應。最常見的就是頭暈，血球數目降低；口腔黏膜發炎或潰瘍，掉頭髮；也有病人會拉肚子。由於白血球數目降低及口腔黏膜的受損，身體疲倦、食慾不振，很容易感染病菌，這時一定要注意口腔清潔及飲食衛生、營養，若有感染或發燒要速回醫院。至於頭髮掉光是很多化學藥物都有的副作用，其實這種情況只是暫時的，當化療停止後，頭髮就會再長出來。化療期間，可以選用一兩頂帽子，或者戴用假髮。

三、較長一段時期的：

在給藥後發生在數星期或者數月內的反應。例如皮膚色素沉澱，有黑塊出現，或者皮膚變黑，在關節地方、手掌或腳掌，也有的是在指甲上最明顯。不過這也不必擔心，治療告一段落藥物停用後，就會慢慢恢復正常膚色了。

佳偉病友，化療過程真的很辛苦，但是化療藥物的運用，給很多癌症病患帶來新希望。在治療期間會發生的副作用，醫護人員都會很細心耐心的告訴你們，有任何疑惑都可以詢問，病人最需要的就是自己要有信心，這好像攀岩，一步有一步難關，一次度過一種難關，能力就增強一番；化療也是如此，度過每一次難關，就朝健康更邁進了一步，這樣想，就會心生力量了。好嗎？

祝福你健康快樂、美麗依舊。

化學藥物治療前後的照護事項

親愛的陳醫師：

我今年三十一歲，卻得到肺腺癌。手術後要化療，我知道治療的過程很辛苦，但是我一定要為自己奮鬥。

您的文章我都看過了，謝謝您的仁心仁術，可否再告訴我有關化療前後應該注意的照護事項？

盼您回信給我，謝謝！

病人　簡蔚雲敬上

蔚雲病友：看完你的來信，對你為生命而生的勇氣和堅定給予肯定和鼓舞。我希望每一個罹癌的病人都能如你一般勇敢堅強；也希望每一個罹癌病人都能康復，找回活力生活。

因此看完門診，我很樂意立刻給你回信。

對於你所提問：「化學藥物治療前、後應該注意的照護事項」，因為很有意義又重要的問題，所以我就分成幾方面來談，好讓你們更容易明白並參考。

壹、了解化學藥物治療會引起的副作用

可以先行請教醫護人員，預做準備。

一、**對骨髓的影響**，造血細胞受損，血小板、白血球以及血紅素下降，造成貧血，頭暈無力，可選擇少量多餐，平日的營養要多攝取高蛋白、高熱量的飲食；若有嚴重腹瀉或其他問題，應告知醫護人員。為預防感染，出入公共場所，或至醫院看病，必須戴上口罩。

二、**對腎臟的影響**，容易有併發尿道感染或腎功能變差，最好多喝開水。

三、**對腸胃消化腸道的影響**，噁心及嘔吐，口腔黏膜潰瘍、喉嚨疼痛、吞食困難，建議可以使用流質食物，或者噴用局部止痛劑，都可以減輕不適。

四、**對毛囊影響而掉髮脫髮**，不妨準備頭巾、帽子或假髮。

五、**對周邊末梢神經影響**，手腳麻木、肌肉痠痛，可以嘗試比較和緩的運動，如太極拳、瑜珈或氣功，都有助改善。

六、**過敏反應**，皮膚紅疹、搔癢或是不明熱，運用乳液或藥膏可以局部改善。

七、**發高燒、呼吸急促或者脈搏過速等**，應立即向醫師或護理人員反應。

貳、化學藥物治療前應該注意的照護事項

一、預先裝好人工血管

罹患肺癌需要長期且頻繁接受化學藥物治療，醫師會

建議病人接受手術植入人工血管，使用人工血管，可以減少藥物滲漏及對靜脈血管的傷害。

二、每一次化療之前都要抽血檢測，查看白血球數量。如果白血球數量低於每微升 3000 個，建議暫緩化療。

叁、化學藥物治療之後應該注意的照護事項

一、對於血小板、白血球以及血紅素的下降，病人應多休息，並攝取高熱量、高蛋白的飲食來補充營養及體力。白血球下降，免疫力也下降，很容易受到病毒、細菌感染，所以應避免到公共場所，並且不可吃用生冷或放置時久的東西。

二、在化學治療期間，若有任何的不適或感染或出血的症狀：如發高燒、呼吸急促、血尿等，應速回返醫院求診。

三、平時要多注意飲食，多攝取足夠的熱量和蛋白質以預防體重減輕，並維持體力。

四、在化學治療期間，仍可依自己身體狀況，做些和緩的運動，但是要避免到人多、空氣不流通的公共場所，以減少病毒或呼吸道的感染。

五、抽菸患者應完全戒菸，沒有抽菸患者也應避免接觸二手菸。

六、要定期回診就醫追蹤。

七、在手術後照顧人工血管。

在化學治療告一段落之後，人工血管因長期使用，為要防止在導管內逐漸形成血栓阻塞，每次靜脈輸注後，護理人員必須用抗凝劑沖洗人工血管；但是在化學治療結束後，長期未接受靜脈注射的病人，也必須定期回門診使用抗凝劑沖洗人工血管。

同時因為人工血管多裝置在前胸鎖骨下，若有傷口裂開、疼痛、流血、發紅、分泌物或胸悶、胸痛、移動等問題，也要盡速回醫院求診，平時盡量不要拉扯雙臂，尤其裝有人工血管的肢體。

蔚雲病友：希望以上我講述的這些醫學資訊，能提供您一臂之力，早日康復；同時不論在醫療期間或以後追蹤期間，都歡迎你提出問題來討論。

祝您

早日痊癒，恢復健康。

更換化學治療藥物的原則

陳醫師：您好！

我聽人家誇讚您醫術精湛，又有耐心，所以冒昧向您請教一個問題。

我是一個肺癌患者，已經做過一、兩個月的化學治療，但是因為皮膚紅腫情況一直沒有改善，我的主治醫師考慮換藥。我問過我的醫師若是還不能改善呢？他很嚴肅的說再換第三線藥物。

我很想知道第三線藥物是什麼？是不是療效最好？那為什麼不直接給我用第三線藥物呢，是不是因為比較貴？盼您回信給我，謝謝！

桃園　高先生

高先生：您好。

你的來信我收到了，你雖沒有明說心裡的擔心，但是字裡行間仍隱隱透露不安。當然，誰不關心自己的健康，何況又是正在治療中。

首先要告訴你有藥物可以更換，一方面表示你的病情有希望可以改善；另一方面也表示了醫藥的進步，推出了第二線、第三線的新藥物。

既然有新藥物，為何不用新藥物？如你認為的：為什麼不直接給我用第三線藥物呢？

這是很多人不了解下的迷思。

因此，我願意來清楚解說。就舉小細胞肺癌化學藥物治療來說明吧！

對於需要合併化學藥物治療的小細胞肺癌病患，在化學藥物的選擇上，多為

第一線：抑特癌 (etoposide) ＋ 順鉑 (cisplatin)

什麼是第一線的藥物？指的是比較早期發展的藥物，效果最好。可以這樣說：最大多數肺癌患者有效的藥物才列為第一線。

大多數人有效、比較早期發展、價格便宜，這是第一線藥物的優點；但是每個病人的體質不同，比如有人對這種藥物有嚴重過敏，肝或腎功能嚴重異常；每個肺癌病人症狀不同，癌細胞特性也不同，因而用藥失敗了之後，醫師便會選擇使用第二線藥物。

第二線：癌康定 (topotecan)

可以抑制第一型拓樸異構 ，干擾癌細胞的複製與轉錄過程，使癌細胞死亡。

針對第二線也沒有效的，又會有第三線的藥物。

第三線：癌得星 (cyclophosphamide) +速溶艾黴素（康利斯微脂粒 adriamycin、doxorubicin) +唯克斯汀 (vincristin、oncovin)

癌得星（cyclophosphamide）與 DNA 發生交叉連結，抑制 DNA 的合成，造成干擾 DNA 和 RNA 功能。

速溶艾黴素（康利斯微脂粒 adriamycin、doxorubicin）會與 DNA 結合，以及抑制第二型拓樸異構 ，而抑制癌細胞的分裂增殖。

唯克斯汀（vincristin、oncovin）在細胞分裂時，抑制紡錘體的形成，使有絲分裂停止，而造成癌細胞死亡。

至於二、三線用藥，為什麼比較貴？用藥的病人少，生產的藥量少，成本較高，都是原因。

一般說來有關用藥原則，醫師不建議立即用最昂貴的藥物，也不會立即用二三線藥物，因為不見得對病人的病況有最好的效果。

這情況我舉用一個最平常的事例，你一聽就會豁然了解。

一場棒球賽裡，教練會從投手群裡排定最佳球員為先發投手，先發王牌投手鎮住全場，可以說幾乎贏定了。可是教練也還是會預做安排第二救援投手啊！

高先生，你一定已經明白了。其實用藥不是昂貴就好，藥要適合病情為好。

所以你現在不必擔憂，先暫時放心接受醫師的治療，再靜觀其變，好嗎？

*肺癌常用的標靶治療（I）

陳醫師：你好。

我有幾個問題想請問：標靶治療是最新的治療方法，聽說效率很高，真的嗎？既然標靶可以針對癌細胞，又沒什麼副作用，為何還叫病人挨刀？標靶治療很貴嗎？ 陳醫師可以解說給我聽嗎？謝謝您。

祝您 萬事如意

病人家屬 柴馥香

柴女士：你好。你的三個問題，都很值得詳細解說。

以前傳統化療讓人詬病，因為癌症化療藥物使用下去後，會影響全身每一個細胞，無論正常細胞或癌細胞。

而所謂「標靶」，指的正是它能認出癌細胞，癌細胞才是它的攻擊目標。

標靶為何能認出癌細胞呢？

因為標靶就是針對細胞的某些特性，比如細胞膜上某些特別的蛋白質。癌細胞比較特別，它在變成癌症之前會產生基因突變，基因突變之後會產生一些特異的蛋白質，跟正常細胞不同；一旦出現這樣的蛋白質後，就可以變成藥物攻擊的目標了。

所以說一旦找到在癌細胞上面有，而正常細胞沒有的特別蛋白質，我們就可以針對變異，設計出殺死那類癌細胞的的藥物，就可以只殺癌細胞而不殺正常細胞了。這是觀念上對標靶治療的了解。

再來，我們從藥物上來認識所謂的標靶治療。

目前標靶藥物使用最多的是針對 EGFR 突變的癌細胞作攻擊。EGFR：表皮生長因子受體。E，表皮；G，生長；F，因子；R，受體。

簡單說，如果肺癌細胞有EGFR突變，它就會一直不停生長，而正常細胞沒有 EGFR 突變。針對這種 EGFR，目前有兩種藥物最常用的抑制藥物：

一、艾瑞莎 (Iressa)

二、得舒緩 (Tarceva)

這兩種藥物在上市初期，即被臨床醫學發現並非對每一個病人都有效。而對這種藥物比較有效的：是女生，不抽菸，是肺腺癌患者，這樣的病人比較容易有 EGFR 的突變，會對標靶藥物有效果。

因此，我們目前只要發現晚期肺腺癌的病人，就會對肺腺癌病人做 EGFR 基因檢測。

肺腺癌的基因檢測，不是說在做基因是否會遺傳的那種檢測，因為肺癌的遺傳因子很複雜，不同於乳癌。乳癌可以做檢測基因，而做預防性的乳房切除術，比如安潔莉娜裘莉的乳房切除新聞，她其實並還沒有罹患乳癌，只是檢查出有 BRCA 的基因突變，因為有這種基因突變者，百分之五十會有罹患乳癌的機率。

至於肺腺癌的基因檢測是檢測在腫瘤上的基因，而非正常細胞上的基因。換句話說 EGFR 的基因突變，它是在腫瘤生長形成的過程中而有的，並非傳自父母。不過在台灣的肺腺癌患者，約百分之五十有 EGFR 突變，並對標靶治療有效的。換句話說，約有一半病人可以使用標靶藥物，另一半病人則無效。

那麼再談談哪一期的肺癌病人適合使用標靶藥物呢？

三 B 期或第四期，無法做根治性治療時才考慮使用標靶藥物，這健保有給付的。

所以柴女士妳問得好：既然標靶可以針對癌細胞，又沒什麼副作用，為何還叫病人挨刀？

也曾有病人問我：肺癌初期或第二期、第三 A 期的病人為什麼不給標靶藥物？

原因就在於標靶藥物對於腫瘤只能抑制，而不能完全消除根治。通常病人在吃藥以後的十個月，就會產生抗藥性，有時腫瘤又會再變大，變大之後，也就是一般人說的又復發，無法徹底治療。

可能有人會問標靶藥物不是最新進的藥物嗎？為什麼標靶藥物無法根治腫瘤呢？為什麼標靶藥物只是治標，而不能百分之百的殺死腫瘤？

原因：

一、癌細胞組成非常複雜，可能只有百分之九十的癌細胞有突變，百分之十沒有突變。

二、有些癌細胞接受治療一段時間，自然而然的就會產生一種抗藥性，來對抗這種標靶藥。

所以一般來講，為何對肺癌初期的病人，醫師還是建議做根治性手術。雖然也有病人只吃標靶藥物，很多年都仍能控制，這也要視病人的體質、病後的調養和生活習慣啊。

有關標靶治療的事務還很多，標靶治療是很多病人和讀者都很關心的醫學知識，下一次我再介紹最新第二代的標靶治療，讓大家更清楚有概念。

目前常用之標靶治療

1	標靶藥物口服	艾瑞莎（Iressa） 得舒緩（Tarceva） 妥復克（Afatinib）
2	適合使用 標靶治療者	腫瘤細胞具有表皮生長因子受體（EGFR ）突變。
3	關於健保	目前健保局已對3B期及第4期病患第一線給付。

*未來趨勢的標靶治療 (II)

陳醫師：晚安。

我讀了您介紹標靶治療的文章，解說清楚詳細。我也聽過有人說：標靶藥物是肺癌患者的救星。

標靶藥物真有那麼神奇嗎，應該還是有副作用吧？現在的醫學進步很快，如果標靶藥物很好，我猜想未來一定會有很多新藥，應該也是病患的福音吧。

雲林院區　苗樹森

樹森讀者，你好。我不知道你是讀者還是家屬，所以也問候其他有興趣，或關心標靶治療的病患及家屬你們都好。

上一回的解說，曾提到標靶藥物的缺點，是使用一段時間後，便會產生抗藥性，八至十個月後就沒有用藥效果了。

那是第一代標靶的缺點。所以有第二代標靶藥物的問市。

我接著來談談第二代標靶藥物，最著名的例子為妥復克(afatinib)。

第二代標靶藥物強調藥效更強，效果更持久，平均藥效可達14個月。當然，缺點一定有，一般人都知道的：藥性愈強，副作用也愈強。目前第二代標靶藥物妥復克已經通過台灣衛生福利部核可，可以健保給付，造福肺癌民眾。

再回來看：艾瑞莎（Iressa）和得舒緩（Tarceva）都是第一代標靶藥物，雖然它使用方便，每天吃一顆，沒有限定服藥的時間，病人能很快的恢復日常作息和工作，而且生活品質不受影響。但是醫師還是建議只使用於 3B 和第四期，以及有 EGFR 基因突變的肺癌病患，主要原因就在於標靶藥物對於腫瘤只能抑制，而不能完全消除根治。

至於它的副作用呢？這也是很多人想知道的：標靶藥物很神奇，還是有什麼副作用：

一、**最短期裡**，有些人有過敏反應，根據臨床統計約有百分之一至三的肺癌病人，吃藥後一星期內會引起間質性肺炎，症狀呼吸困難。對於這類病人，應立刻停藥，並回門診或急診使用類固醇治療。

二、**稍長時間後**，一旦第一階段過了之後，病人可能會有皮疹，皮膚上有些疹子或痘痘。因為毛囊發炎，所以皮膚變薄、乾裂或出現甲溝炎，嚴重者還會口腔黏膜破裂。

另外，有些病人也會有肝功能異常，GOT、GPT 異常上升的症狀。所以遇到這狀況，醫師就要減少病人的藥物劑量，比如說兩天吃一顆或三天吃一顆來調整，但是這種標靶藥物醫師並不建議弄碎成二分之一或三分之一，同時標靶藥物也不適合磨粉分批使用；至於皮膚上的不適，可以擦抹藥物或用乳液便可以改善。所以總言之，標靶藥物使用上算是簡易的。

一般關心醫學知識的人大概都可以推知：標靶治療是未來的趨勢。現今我們知道肺癌患者中 EGFR 基因突變占百分之五十，還發現其他有 ALK 突變，所以也有針對 ALK 突變的藥物。未來癌症治療必須是先切片，使治療更精準。過去我們對肺癌腫瘤從形狀上區分，比如形狀小叫小細胞癌，形狀大叫大細胞癌，像魚鱗狀的叫鱗癌……

但是現在已進步到一種叫「分子診斷」，除了知道它是肺腺癌，還知道它的細胞有哪些特殊分子，來區分是 ALK 突變肺癌，或是 EGFR 突變肺癌。分子診斷是利用肺癌細胞的特殊分子，更清楚的知道是那一類的癌細胞，更精確的選擇對抗它的藥物。因為細胞上有一個靶，藥吃下去後，隨血液到全身，因為能到全身，所以即使癌細胞已到腦部，也有機會控制，而腦部的正常細胞因為沒有這種靶，不會受到傷害。

但是這分子診斷也有缺點，沒有靶的就殺不死啊，所以還是只能控制，不能根治。

不過，還是有新希望的，標靶藥物殺死了百分之九十的癌細胞，剩下的百分之十，稍等一段時間後再切片，再找出突變基因，然後再找出第二代標靶藥物。這種標靶治療的趨勢，未來可以把癌症變成慢性病，讓人與它和平共處，同時更適合與手術治療合併使用，讓人不再談癌色變。

當然，殺死了大部分的癌細胞後，而這段期間病人同時注意飲食、生活、運動各方面來增加個人的免疫力，那可更是最好的了。

我這樣解說，苗先生你應該很清楚了吧。再談。

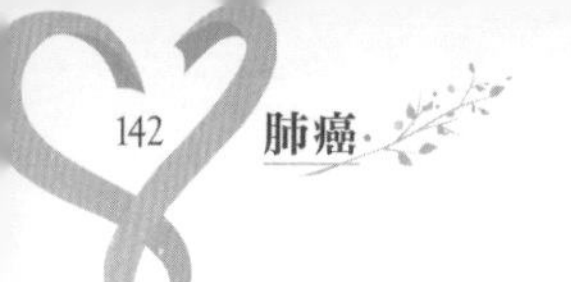

人體臨床試驗

陳醫師：您好。

在一次聚會上，有當醫師的同學跟我說，可以勸我丈夫參加人體臨床試驗，可以免費獲得治療，又可以有試用新藥的機會。

要試驗多久？同學是新進的醫師說的不清楚，至於有什麼保障呢？他說每種試驗不同。我想我來問問您好了，您是我們一家人信賴的醫師。

虎尾　何太太

何太太：晚安。

看你信裡口氣，推知您的先生是肺癌病人，如果我沒有記錯，你陪先生來過幾次門診，後來好像就轉到腫瘤門診治療了。

信中您提到的人體臨床試驗，一般民眾會很擔心，以為要當白老鼠給醫師做實驗。其實好的臨床試驗可以為自己爭取更好的治療，又能促成醫學的進步，可謂利人利已。

「人體臨床試驗」是什麼呢？顧名思義就可以知道是指在人體上進行的臨床研究，實驗者可以是任何病患，或者是健康志願者；而若是癌症藥物的臨床試驗，則都以癌症病患為對象。

那些臨床試驗研究，是為了幫助醫學界找到更能改善健康及治療癌症的新方法或新藥物。每一項研究試驗都嘗試著解決一些醫學上的問題，並且也試著找到更好的預防、診斷和治療癌症的方法，可以說人體臨床試驗，是促進醫學進步的重要方法之一。

同時人體臨床試驗是癌症藥物上市前的最後、最重要的評估階段，藉由癌症病患的試驗，可以評估那些新治療藥物或方法，對於癌症預防、診斷及治療的安全性和有效性。

當然，人體臨床試驗是非常嚴謹嚴格的，要進行人體臨床試驗之前，還包括必須通過臨床試驗倫理委員會的審查，委員會裡的成員有：醫療人員，也有一定比例的一般民眾、社會公正人士、宗教人士或法律專家，共同來監視及稽核並確保受試者的權益，尤其重視試驗過程，是否對病人身體或心理造成傷害。

由這樣的委員會組成，我們就可以推知人體臨床試驗是一項很慎重的研究，絕不會是短時間內就可以結束，或者告一段落。研究單位對於每一個準備加入人體臨床試驗者，都備有一分同意書，參加者自己一定要詳讀同意書，最重要的是：參加者應該知道自己可以在臨床試驗的過程中，隨時有選擇退出臨床試驗的權利，或者有特定的保障。

一般來說，人體臨床試驗大致分為三期：

第一期：

確認藥物的安全性，比如人體可以接受的最大劑量、毒性，以及藥物在人體內的吸收、分布、代謝與排泄等情形。

第二期：

探索藥物性的有效性，比如針對某一種癌症的療效，確認適

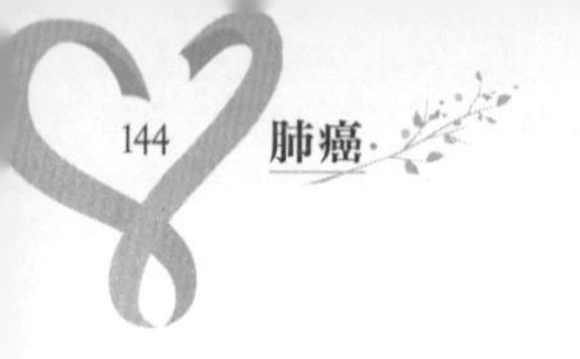

當的治療劑量，並利用此期的成果，設計第三期大規模的試驗。

這一階段須要的受試人數較少，多為某種特定癌症的病人。

第三期：

確認藥物性的有效性。這是最重要的人體臨床試驗階段。

這一階段需要較大規模的人來參與，試驗的情形也分成實驗組和對照組。

實驗組接受新藥；對照組則使用目前正在使用的藥物。通常新藥物上市之 前，都要經由嚴格的三階段的臨床試驗，確認用藥的安全性和療效性，才會獲得核准，並廣泛使用於臨床。

至於加入人體臨床試驗有何優點或缺點？簡單的說：

一、病人可以優先使用新的藥物，得到更嚴謹的醫療團隊的醫療照護。

二、病人可以更積極及主動的參與自己的治療過程。

三、若試驗用藥對病人的疾病有確定的療效，病人不僅可及時得到治療，而又不需花費醫療費用；若萬一有其他病症併發，試驗單位有義務追蹤治療或保險。這都是優點。

當然，任何事物都有一體兩面，人體臨床試驗也有它的風險，如新藥物和新療法都有無法預知的副作用，有時新藥物和新療法可能效果不佳，或有可能不適用於每個病人。

儘管如此，這畢竟還是一個機會，對於癌症有一線希望都不妨考慮，所以醫師會建議癌症病患加入臨床試驗，試用新藥物比誤信偏方要來得有保障。

何太太，謝謝你一家人對我的信賴，醫師也可以是病人的朋友，所以我以朋友立場給你一個小貼示：決定參加人體臨床試驗之前或之後，要詳細閱讀同意書，了解你的權益保障，明白試驗階段結束後是否有追蹤檢查，或者其他保險。

何太太你明白了嗎？有疑惑可以再來信。

祝福你們賢伉儷堅強勇敢。

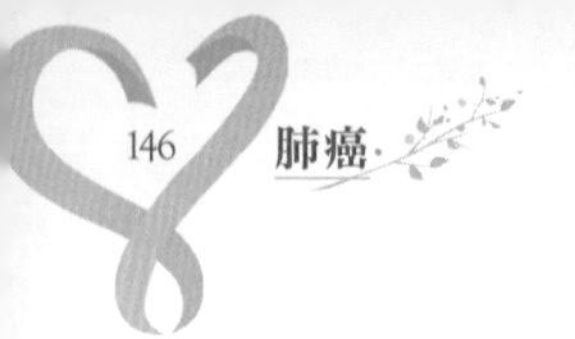

*談癌末安寧的照護

敬愛的陳醫師：您好。

我的阿公是您的病人，我們要謝謝您對我阿公的醫療。阿公已近九十歲了，標靶治療無效，是否還要勉強再做化學藥物治療？阿公說他不想再接受治療了，但是阿姑說一定要再看看，不然別人會說我們不肖。老人家病症嚴重卻還捨不得讓他住院，住院了也不捨得治病。

阿公是癌末病人，我雖然知道人生都會有終老的一天，可是心裡真的很難過。

我很想聽聽您的建議。

病人的孫女　許佑婷

佑婷小姐：

看了你的來信，也讓我心有戚戚。雖然在醫院工作，見多了生老病死，但是每到最不願來到的那一刻，心中還是會不由自主的難過與哀悼。

你在信中所提的，也是這一兩年來醫院積極推動的安寧照護新觀念。

我在提出建議之前，要先破解幾點大家的迷思：

一、不是做了昂貴的醫療才是孝順。

癌症末期不是有治療才是好，尤其對八、九十歲年長的病人，是否還是要進行化學藥物治療？是否還要進行切片或手術？是否要插管、洗腎或氣切，對病人都是痛苦，是否有意義？做了昂貴的醫療才是孝順嗎？這都是值得心平氣和來深思的。

二、不是醫師可以決定每一位病患最好的治療的。

癌症治療守則：沒有最好治療，只有最佳選擇。若家屬和病人沒有共識，病人不免會多受一些醫療的痛苦；若家屬和醫師沒有共識，醫師也很難對病人做最適合的治療。

當病人、家屬和醫師三者都有共識，就是病人針對自己病況、體質、需求、及家庭經濟狀況，和醫師充分討論後，選擇最適合的醫療方式。

三、不是簽署了安寧治療意願書就已是放棄治療了。

身為醫師的我要嚴肅的說：簽署安寧治療意願書不是放棄治療，而是接受另一種不以延長生命為目的，而是以促進存活品質為目的的緩和治療。

很多病人或家屬誤以為簽了放棄緊急急救意願書，就等於是放棄治療。其實簽了意願書，醫師還是會視病情而來治療，比如尿道感染，胃部發炎等等，醫師都會立即治療；若是完全不能進食，要插餵食管了，或者插了餵食管餵食後，病人已完全沒有力氣消化排泄，有了意願書後，醫師可以放心做癌末治療。

那麼意願書要什麼時候提出呢？

在病人意識清楚的時候要主動提出，這份意願書是有法律保障的，也會註記在健保卡上的。病人主動提出，可以減輕家屬心裡上的負擔，往往越是孝順的子女，越是無法下決定，子女會感覺不孝；往往越是大家庭的，越是無法下決定。

肺癌病患到最末期，已經很辛苦了，當無法下決定時，一些無意義的治療，會讓病人承受更多的痛苦。

因此，對於癌末安寧病人的照護，我有兩點建議：

一、對病人的建議

如果使用化學藥物無效，使用標靶藥物又有抗藥性的時候，或已診斷出為肺癌第四期，病人就應該開始思考這個安寧和緩治療的問題了。

病人希望最後一段路怎麼走，才能得到善終，走得有尊嚴？病人可以預立遺囑，言明希望做到哪一步治療即可，病人有權決定自己的身體。這一點你也可以聽聽阿公怎麼說。

二、對家屬的建議

對於有癌末的親人，家屬的不捨是可想而知的，但是家屬還是要忍住悲傷，冷靜尊重病人的決定，讓病人自己安排自己，在剩餘不多的日子裡，可以做他想要完成的事。

對癌末病人來說，一大堆的急救往往只是拖延生命，增加病人的痛苦；若是家屬能夠協助病人凝聚生命力量，以較舒適安慰方式的活遍每一個日子，無怨無悔，對於病人才是最好的，同樣也能讓在世的人沒有遺憾。

萬一病人已經沒有意識，在已經插呼吸氣管、或罩氧氣的時候，家屬有權利決定病人的癌末治療。

其實在台灣的很多醫院裡都有安寧照護的團隊，其中有醫師、衛教師，多次會談後有文字立書，可以幫忙家屬，並且避去日後的糾紛，同時衛教師對病人情緒的安撫也有一定作用，不至讓病人是在沮喪中或久病厭世下，而有輕生念頭簽屬意願書。

而醫師獲得意願授權後，才可以放心使用較重的嗎啡類止痛劑，使病人呼吸平順；或者視病人情況而決定採取何種醫療減輕病人的痛苦。

所以在這裡，醫師也要推廣一個觀念：呼籲家屬要尊重病人的決定。

家屬彼此之間要有一致的共識，千萬不要說由大哥或大姊，或家中某一個人來決定，那會增加決定者的壓力、自責或陰影。

也許有人會說：病人不能過世啊，誰誰誰還沒有回來見最後一面。這又要從兩方面來看了，若按宗教說就是緣分已盡。當然有很多人可能不能釋懷；那麼，我就要從另一方面建議，盡孝當及時。癌症末期的病人，需要的是耐心溫柔的對待，定期定時的陪伴和聆聽，若能這樣，即使見不到最後一面，也不至於有太多的追悔。

安寧病房照護的意義，在於人生最後一段路程裡，我們都能看見生命的意義、人性的尊嚴，以及 -- 愛的本質。近日我讀到一段文字，感觸很深：

「死亡不代表離開，至少這個往生的人，他的精神與愛永遠活在愛他的人心目中，死亡最深層的意義就是要讓活著的人活得更好。

生命的意義不在時間的長短，而在思想與行動的衡量，我們要的是傳記式的生命，而不是生物式的生命。」

佑婷，你明白了嗎？有空閒多陪陪你的阿公，安慰你的姑姑和家人，好嗎？

＊女性肺癌患者適合懷孕嗎

敬愛的陳醫師：您辛苦了。

我是一個年約三十二、三歲的女性肺癌病患，婚後第三年時，本來計劃懷孕，卻沒料到竟然查出罹患肺癌。

女性肺癌患者適合懷孕嗎？如果真的懷孕會影響胎兒，或者胎兒會健康嗎？

我可以注意什麼，或者醫師您會建議我什麼呢？我自己不怕病痛，只要寶寶健康就好。

讀者 方友慧 敬上

方女士：你好。

看了你的來信，心中頗有些悽惻。人家都說為母者強，但是罹患肺癌的你，從此刻動念開始就十分堅強了。

因為我不明確清楚你罹患肺癌的程度、治療狀況，所以我僅能從一般原則上建議您，內心裡我是很祝福你也擔心你的。

女性肺癌患者究竟適不適合懷孕？

一、如果說患者是1A期，手術後不需要使用任何化學藥物治療或者標靶藥物治療，原則上是沒有問題的。

但是肺癌患者即使手術後，仍要定期照 X 光、作胸部電腦斷層。所以懷孕後一定要明白清楚的告知醫師，避免影響胎兒健康。

二、如果說患者是 1B 期，或二至四期，那麼我就要建議患者暫時不要懷孕。

因為後續的追加治療過程，會嚴重影響胎兒的健康。最好在療程結束後隔個一兩年，確定病灶沒有復發，那時才考慮懷孕，懷孕期間，孕婦本身的調適已經很吃力，若再擔心已有的病症，就會更辛苦了。

三、萬一在療程內懷孕了呢？至少半年到一年是不能再繼續做化療的，這時母體健康是很令人擔憂的。也許有的母親認為犧牲自己，自己多吃一點苦沒有關係，然而是否能保證胎兒健康，或對胎兒有益呢 ？這是需要智慧及冷靜來想一想的。

另外在懷孕過程裡，身為醫師的我要叮嚀你，不要隨便服用來路不明的中藥或健康預療等的藥品，或者一般人說的民俗療法，以免傷害了胎兒還不知道。懷孕時也應該注意飲食，要吃新鮮的食物蔬果，多吃食物少吃藥。當然不要忘記定期回診呦！

友慧女士：面對生命中的遭遇，自我的誠實往往是人性的尊嚴和高貴。你可以和你的主治醫師談談，他一定樂意幫助你的。

今晚月光很美，上弦是嫵媚，靜夜裡能感受人生很多不一樣的美，我很喜歡這樣的晚上。

也在這樣的夜晚祝福你：健康快樂，心想事成！

伍

預防及養生篇

健康知識受用無窮

預防有術勝於治療

（陳醫師夫人作品）

肺癌的預防飲食

陳醫師：您好。

我的姑姑罹患肺癌，雖然只是初期，但是我們都很關心她，想要為她準備些食物，要吃什麼食物才好？還有吃什麼食物可以預防癌症呢？請您告訴我，好嗎？謝謝！

郭常新

肺癌患者可以吃些什麼食物，哪些食物又是可以預防癌症的，這是很多人所關心的。

俗話說：人是鐵，飯是鋼。人的精神、力量，都要靠飲食補給，肺癌病人尤其需要良好的飲食。其實人人都需要良好飲食，飲食多注重一點，免疫力提升一點，至少可以減少患病的機會。

肺癌患者可以吃些什麼食物？這必須做嚴謹的研究。至少確定一點：要營養均衡。肉類、魚類、豆類、五穀根莖類，動植物性的蛋白質都要足夠的攝取，其他蔬果也要多樣且多色。因為蔬果抗氧化能力高，可以中和致癌物，消除對正常細胞的破壞。

由於每天我們可以選取的食物太多了，每個季節也有不同的蔬果，其實只要健康食物，天然、新鮮、少加工的，有益身心的，都可以嘗試取用，遇有腐敗的、過期的、醃漬的、太刺激性的，則都要去除。至於病人若因治療而胃口不好，可以吃些高蛋白、高熱量的軟質食物。

除了食材的注意，對於烹調也要注意。味道太重，也不健康；太油、太鹹，都有損腸胃及腎臟。

而一般人偏愛的或習慣的高糖、低纖維又高脂的食物，包括飲料、蛋糕等都易導致生痰，對呼吸氣管都會有所影響，高油脂又易引發大腸癌，至於肺癌的困難就在不知是何種原因引起。所以不要聽信偏方，以免引起營養不良；同時，太冰冷、刺激的食物也易誘發氣喘、肺氣腫、支氣管，也要避免。

至於吃素是否能對抑制肺癌有所幫助，這沒有經過醫學嚴謹的求證和實驗，不能斷定。吃素也要兼顧營養均衡，不可太偏於纖維素，也要注意蛋白質和脂肪的攝取。

維持良好的營養狀況，對肺癌後續的治療非常重要，請病患或家屬一定要注意病人的營養狀況，若有體重下降或進食量低於平常的一半等情形，建議儘早諮詢營養師。

健康有三寶：充足的睡眠，適度的運動以及均衡的營養。的確如此。

均衡飲食，維持理想的營養和體重，加上持續的運動習慣，免疫力就會保持，身體自然健康了。

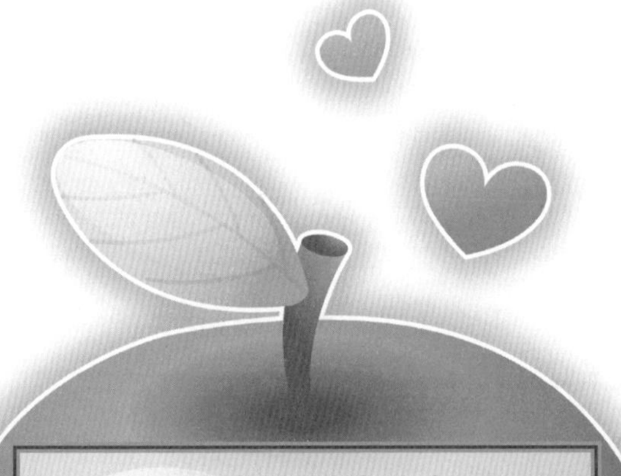

肺癌的預防飲食
* 營養均衡
* 健康食物，天然。少加工。
* 味道平和。
* 避去生冷。

*認識健康食品與藥品

陳醫師：您好。

我想請問您，健康食品和藥品，我能不能吃？我想我可能工作家事兩頭忙，缺乏營養，至使免疫力下降，才會得癌病。

市面上有很多健康食品，我可以買哪一類的呢？

請教醫師

病人　蘇香宜敬上

香宜：你好。

門診時，病人就經常會問我：健康食品或藥品能不能吃？也有病人帶著藥品來，說這藥品號稱可以增強免疫力，吃了以後可以預防癌症，問我那藥品好不好；在病房中也有家屬帶些藥物來，說要和化療藥物一起服用。

我把許多病人對這健康食品或藥物的問題，歸類成三方面，也讓我們一同來想想：

①吃了健康食品或藥品，是否真能預防癌症發生？

②在有癌症之後，吃了健康食品或藥品，是否真能預防復發？

③如果在化療或標靶治療的同時，合併使用時，是否真能加強治療的效果？

事實上，不論台灣或歐美國家，對藥物的審查都非常嚴格；號稱藥品，又有療效的，需要經過非常嚴謹的臨床實驗，臨床試驗也有三個階段，第一階段、第二階段和第三階段，證實有效，才會獲准上市。而且上市以後，對哪些疾病的使用也有限制，比如說艾瑞莎只對肺癌有效，是針對特殊疾病的，不能說獲准上市之後就改口對乳癌、大腸癌……也有效，這是絕不可以的。

台灣藥物的核准標準同於美國。美國有食品藥物管理局（FDA），台灣也有食品藥物管理署（TFDA），藥物在美國許可上市，全世界國家也會認可，就可以發行全世界。一種藥物若真在台灣獲准上市，相同的也可以在美國獲准許可，可以推廣全世界，何以只能限於口耳相傳？

就藥品來看：被稱為藥品的，基本上都有它的藥效、它的毒性，還有它使用的劑量，它的用途，FDA或TFDA都要嚴格控管。但是相對於是食品或營養保健品的控管，就不會那麼嚴格。

可以說若是藥品，要對治病有效，才能上市；若是食品，只要對人體無害，就可以了。

所以很多廠商，因為要證實藥品是否有效，需要非常龐大的研發及臨床試驗經費，往往就以健康食品為名目而上市。對人體疾病有效的就是藥物，作人體實驗時，不僅要大量經費，還要相當長的實驗時間，可說成本很大；而且往往研發一百種藥品時，能夠有效並能上市的不超過五種。百分之五的機率，讓許多藥商就以食品通過，因為食品只要無毒物、無害處即可通過了，這不管在台灣如此、美國如此、歐洲也如此，沒有經過藥物的嚴格管理。

我們就要深思了，換一個角度想：沒有毒性，但是也沒有證實有效啊！

所以，思路清晰後，再來回答前面的三個問題。

一、預防癌症發生？

癌症的預防，到現在為止，可說完全沒有任何一種可以預防肺癌的藥物；健康食品更不可能。

二、預防化療後的再復發？

手術後的再復發預防，目前只有化學治療有效果，某些標靶藥物目前正在進行臨床試驗。至於健康食品一定還沒有證實有效，否則就會成為藥品，大發利市了。

三、合併使用，是否能加強治療的效果？

健康食品拿來跟化學治療或標靶治療同時使用，想求增加免疫力又能抗癌的功效？目前來說也沒有任何健康食品被證實有那樣的效果。同時，醫師也不會建議同時使用。因為化學治療時，化療藥物已對肝臟或腎臟有毒性的影響了，萬一健康食品也有毒性呢？豈不增加肝臟或腎臟的負擔，反而會引起反效果。

也許你們會說這是家人或朋友的情誼，他們真誠送給我的。如果你真的要服用那些號稱健康食品的東西，我的建議：記得要好好看看說明書。說明書裡會說明到底是什麼作用？對什麼有

效？若是沒有說明書，只是推薦者口頭說明，那麼你還是要謹慎三思。

當然有的健康食品會作動物實驗，人與動物畢竟不同，何況又是針對人體肺臟腫瘤，針對特定症狀，還是要尋求專業醫療，接受正確的藥物治療，以免病情惡化。

所以對於如何預防癌症，改善病後的不適和增進健康，我的建議：

一、預防勝於治療：

定期檢測，早期發現。

二、做好心理建設：

有正確的醫藥知識，家人、伴侶互相支持，學習用積極樂觀的心態面對治療、接受治療。

三、吃對的食物：

健康食品不能替代健康食物；健康食物不分男女，有病或無病，都應該特別注意營養均衡，病中營養照護的重點，一方面要紓解病症的不適感，一方面要能增加病人的體力活力。應該少吃高油脂、高糖分、高鹽分、刺激性強的食物，多食用新鮮以自然耕種的蔬菜水果來保健身體。

四、適度運動：

即使病中也要有適量的運動習慣，適量的運動能放鬆緊繃肌肉，有效紓緩緊張情緒，此外規律作息，和家人保持良好溝通，都可以提升免疫力，成為對抗病症的最佳助力。

香宜，我的回答你一定明白的，聰明的你一定知道如何去做了。

祝　早日康復。

肺癌病患的社會資源與心理調適

陳醫師：午安

很不好意思，我提的問題可能跟診療沒有很大的關係。因為我在病房走廊上看到很大的看版，寫著「癌症資源中心」，不知癌症資源中心裡面有什麼或者可以幫忙我的？我想進去問問，我兒子叫我不要亂問，其實我的問題只有兩個：

1 我的狀況可以到哪兒去申請醫療費用減免補助的？

2 有沒有任何協助的團體可以提供更多的癌症相關資訊，尤其肺癌諮詢的？

病人 潘仁禾

潘先生：您好。用過午餐了嗎？

餐後走走可以幫助消化，四處看看，也可以紓解病院中的單調。也歡迎你來癌症中心的沙發椅上坐坐。

目前台灣地區健保特約醫院如台大、榮總、各聯合公立醫院、馬偕、耕莘等醫院，都設有「癌症資源中心」，就是為讓大家來問有關癌症的事情，提供癌症相關的諮詢，或者醫療方面詢問，也提供癌症病患的某些服務，若是你心情低落也可以找裡面的志工友人聊聊。

我從你提問的問題，歸納出你想要問的，就是有關癌症病患可以從哪裡得到社會資源，有哪些可以運用的社會資源。所以我就從一醫院內和二社會上的兩方面，可以申請的實質補助和精神支援來告訴你。

壹、來自醫院內的

一、癌症資源中心

每個醫院都有設癌症資源中心，這個中心可以說是為一般民眾、癌症病人與家屬服務的窗口。癌症資源中心對於病人不僅給予精神上的支持，還有實質上的幫忙或協助。

一般來說，癌症資源中心提供的精神或心理上的協助有：

（1）提供醫院裡有關癌症預防、篩檢、治療等的資訊及安寧療護的衛教手冊。

（2）癌症資源中心是由一個「醫護團隊」共同組成及分工，其中有主治醫師、護理人員、心理醫師以及志工人員，可以對於癌症病人或家庭從癌症診斷、治療、康復、復發及末期照護提供參考建議或協助：如病情詢問、情緒支持、心理輔導及病房探訪。

（3）癌症資源中心附設有病友團體以志工方式，提供病人或家屬有關的資訊、或病房探訪等，並能協助病人或家屬給予支持及協助，鼓勵與扶持。

（4）癌症資源中心設置有隱密的「協談中心」空間，讓病人可以有抒發的管道，可以減少病人的身心壓力，及提升病人奮鬥樂觀的意志。

如果病人須要的是物質方面實質上的幫助呢？癌症資源中心也有

（5）社會資源諮詢與轉介。
以合作及聯結方式結合院外相關的公、民營團體，提供癌症諮詢及轉介功能。

（6）康復用品或醫療輔具資源。
癌症資源中心與院內的資源聯結，可以提供病人出住院醫療輔具的借用資訊，或者提供病人出院後的居家護理。

（7）癌症資源中心以合作及聯結方式與民間輔具中心結合，提供病人在院外或居家時買、租輔具的資訊。

二、個人資料管理室

當一個病人被診斷出癌症時，醫院的個人資料管理室便會為病人建立一分資料檔案，衛教師便根據這份檔案探訪病人；若當病人遇到困難時，個管室裡的衛教師也可以做一連絡，就可以彌補醫療照護上的不足；若有臨時狀況發生，或有緊急狀況發生，病人也都可以向衛教師求助，讓衛教師來聯絡主治醫師，病人出院回家休養，衛教師也可以是病人與醫師之間的橋梁。

貳、來自社會的福利資源資訊

一個罹患癌症的個人與家庭，確實背負著沉重的生活和心理壓力，亟需社會福利資訊與心理調適，有那一些可供運用或求助的社會福利資源呢？

一、醫療費用減免補助

（1）重大傷病卡：癌症病患符合健保重大傷病的規定，可免支付醫療費用的部分負擔。

（2）中、低收入戶醫療補助：符合各縣市政府中低收入戶資格者，可以申請醫療補助，詳情可洽各縣市政府社會局（科、課）或鄉〈市鎮〉公所社會課、民政課。

（3）低收入戶住院須請看護者，亦可申請看護費用補助，詳請可洽各縣市政府社會局（科、課）或鄉〈市鎮〉公所社會課、民政課。

（4）其他社區資源補助：除了政府規定的福利外，若有因醫療費用龐大，或健保局不給付費用而無力負擔的病患，可洽詢所就醫的醫院社福單位，由社工員評估，提供醫院基金補助或轉介其他社區資源救助。

二、身心障礙福利資源

因癌症病程造成的身心障礙者，符合資格領有身心障礙手冊者，可享有身心障礙福利措施，如輔助器材費用補助（輪椅、助行器、氣墊床、氧氣製造機……等），減稅優待、健保自付保費補助、教養安置或托育補助、本人或子女就學學雜費用補助、以及中低收入戶生活補助……等。

三、醫護療養照護

（1）安寧療護：對於癌末病患可選擇安寧病房療護，可直接洽詢醫院，了解就醫程序。

（2）居家護理：癌症病患返家時，身上有鼻胃管、尿管或氣切管時、可以洽詢於住家附近的醫院，提供居家護理服務，按時由居家護理師到病人家中為病患提供基本護理，家屬僅需支付車馬費。

（3）在宅服務：在宅服務員到家中提供照護病人、協助就醫、家事服務購物服務等，讓家中主要照顧者也能有一定的休息時間，台北市在宅服務可洽紅十字會，其他地區洽詢各縣市政府。

四、情緒紓導幫助

（1）很多醫院都設有諮商中心、協談中心或基金會，協助病人紓解情緒與身心壓力，消極的避去病人因悲傷、沮喪、痛苦、生氣而造成更大的危機，積極的重新調適和重新學習適應。

（2）很多醫院或基金會都設有癌症病友團體：由罹患相同癌病的病人組成的自助團體，這個團體裡有正確的衛教資訊，有共同面對同一種癌病的抗癌歷程，有經驗交流或情緒支持，或者醫療用品的捐助，如二手假髮、帽子、輪椅等，也會定期提供醫療講座或社會休閒等活動。

潘先生：罹患癌症是一個過程，正確的就醫觀念可以幫助我們克服病魔；適時的支援可以增加我們對抗的力量，你可以請家人代為向相關單位提出申請。儘管冬寒，還有陽光暖照；儘管失意，還是有人會伸出鼓勵的手。所以不要遲疑。

祝你順利

陸 結論篇

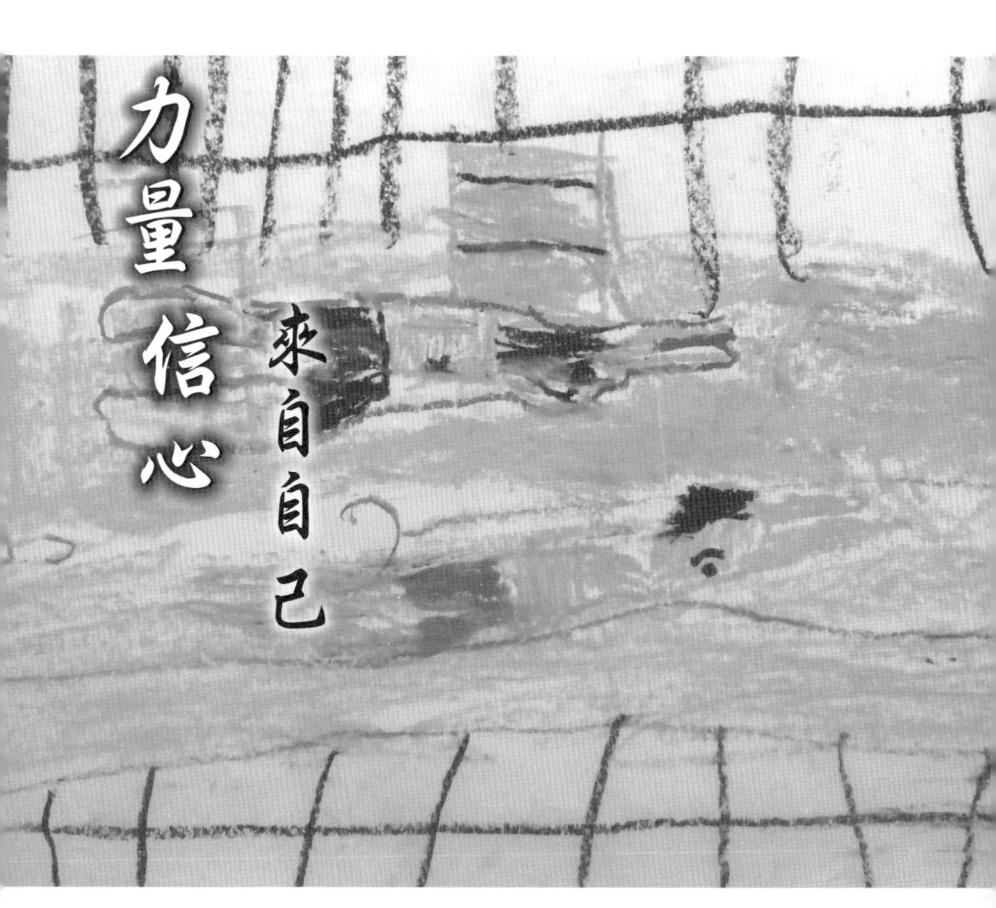

（陳醫師兒子作品）

我的健康醫療護照

陳醫師：您好！

早上去看您的門診，排到七十幾號，我一緊張，把昨晚想到要問您的問題都一下子忘光了。

我要問的問題也很不好意思，我忘記哪一年開刀的？因為有人說會復發，要知道幾年了，好做全部檢查。我好像有做過一些檢查，只是也不記得。

陳醫師，很不好意思，你可以告訴我嗎？

員山　施立雄

施先生：你好。

你的來信很有趣，好像跟鄰居聊天一般。

不過我雖然是你的主治醫師，但是在這樣情況下，我無法回答你曾經什麼時候動過手術，或者已經幾年了；那麼在門診裡呢？誠如你排到七十幾號，後面還有三十個病人，時間不允許下，我也無法詳細翻查你過去很多年的檔案。

你看到這裡一定很失望，醫師那ㄟ啊內！

因為我是醫師，我一定要給你正確、簡單、隱密的答案和方法。

我現在來一步一步說明：我們一同來做一本自己的醫療健康護照。

壹、健康醫療護照

〔首頁〕：個人資料

<table>
<tr><td colspan="2">姓名　　　　　　　　　　生日：　年　月　日</td></tr>
<tr><td colspan="2">地址

（如有拾獲者，請惠寄上址，至爲感謝）</td></tr>
<tr><td colspan="2">血型</td></tr>
<tr><td colspan="2">身分證字號</td></tr>
<tr><td colspan="2">特殊病症說明：肺腺癌(第二期)
2012年8月發現。
2012年10月6日手術。</td></tr>
<tr><td rowspan="3">就醫醫院</td><td>1、羅東省立醫院。</td></tr>
<tr><td>2、台大醫院201年10月。</td></tr>
<tr><td>3</td></tr>
<tr><td>緊急聯絡人</td><td>姓名:
電話:</td></tr>
</table>

在這一頁裡面，你除了寫出一些基本資料外，最重要的可以在特殊病症說明欄裡寫下你的是哪一種肺癌？如果你願意也可以再詳細的註明第幾期，在什麼醫院做過的手術？在什麼時候做過手術或治療？你可以扼要記述，也可以詳細記述。

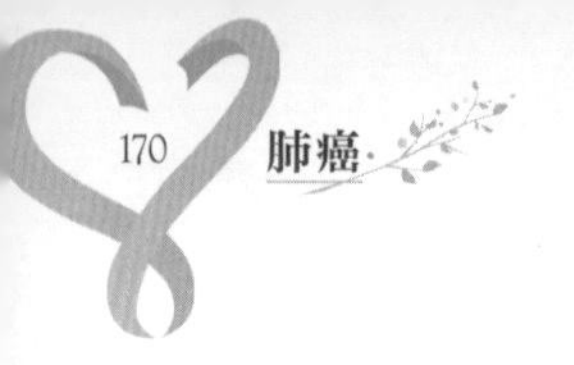

〔內頁〕

一、就診記錄

病症：		
手術方式	日期	術後情況
楔形切除		良好(　) 略有不適(　　　　)
肺節切除		良好(　) 略有不適(　　　　)
肺葉切除		良好(　) 略有不適(　　　　)
袖式肺葉切除		良好(　) 略有不適(　　　　)
雙肺葉切除		良好(　) 略有不適(　　　　)
全肺切除		良好(　) 略有不適(　　　　)
主治醫師		

對於就診記錄，術前，醫師會跟病人或家屬詳談，手術方式這一欄就可以用一個記號「O」圓滿或「V」戰勝來註記。

術後狀況，若是良好你可以簡單註記；若是略有不適，你也可以請家屬記下告知醫護人員。

二、術後追加記錄

住院日期		放射性治療	化學藥物治療	標靶藥物治療
1	2012/11/2		V	
2	2012/11/9		V	
3	2012/12/5			V
4				
5				
6				

三、追蹤治療

門診日期	X光	胸部斷層	CEA	正子攝影	腹部超音波	其他
2013/1/19	V		5.2			
2013/4/1		V	6.5			
2013/5/7			7.1	V	V	

四、復發狀況檢查

檢查日期	骨骼掃描	腦部掃描	核磁共振	正子攝影	其他

五、目前使用藥物

目前使用藥物
1 2 3

六、門診問題

門診日期
問題：1 2 3 4

每一次門診想要請問醫師的問題，平日便可以記下，但是不宜超過三個，因為門診病人實在很多。問題要切中需要，必須清楚描述。對於生病徵兆的描述，日期、時間、狀況、部位也都要清楚告訴醫師；如果同時看有幾科門診及用藥情形也應該告訴醫師。

貳、就醫時問題的諮詢建議：

一、一般性的問題。

比如：發燒到幾度很危險，略微發燒要不要看醫師？

排定這一次門診需不需要做檢查或其他治療？

有哪些方式可以診斷我的疾病？各種檢查會引起哪些不舒服？

二、診斷方面的問題。

比如：我是哪一類型的肺癌？分期是第幾期？有哪幾種治療方式適合我？

治療的效果如何？我需要住院治療還是門診治療？整個療程需要多久的時間？治療期間，我的生活、工作、日常活動會有什麼改變呢？

三、藥物方面的問題。

比如：標靶藥物是否會皮膚過敏嗎？藥物會對我產生什麼副作用？

副作用會持續多久？我應該如何處理或減輕不舒適？

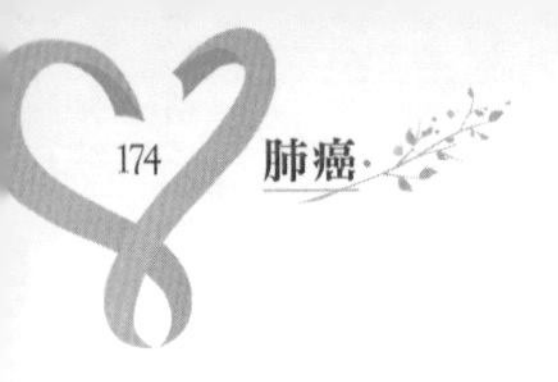

如果我發生無法處理的副作用時，我該和誰連絡或回醫院看哪一科？

四、追蹤治療方面的問題。

比如：詢問之前的檢查結果是否正常？

若檢查異常，要做那些後續治療及追蹤？

我的人工血管是否要取出？如果暫不取出，多久要沖管一次？

五、其他注意事項。

比如：我是否可以恢復一些正常的活動？

我是否可以長途旅行？

施先生：上面的表格和諮詢建議，希望可以幫助你建立一份屬於你自己的健康醫療護照，醫療後要記錄也許是有些麻煩，但是生病到底不是輕鬆的事啊！

自己本身的努力，會使身心更有力量和信心面對病魔，重享陽光和歡笑。

施先生加油。

醫療健康護照 DIY

〔首頁　個人資料〕

<table>
<tr><td colspan="2">姓名：</td></tr>
<tr><td colspan="2">生日：　　　年　　　月　　　日</td></tr>
<tr><td colspan="2">地址：

（如有拾獲者，請惠寄上址，至爲感謝）</td></tr>
<tr><td colspan="2">血型：</td></tr>
<tr><td colspan="2">身分證字號：</td></tr>
<tr><td colspan="2">特殊病症說明：</td></tr>
<tr><td rowspan="3">就醫醫院</td><td>1、</td></tr>
<tr><td>2、</td></tr>
<tr><td>3、</td></tr>
<tr><td>緊急聯絡人</td><td>姓名：
電話：</td></tr>
</table>

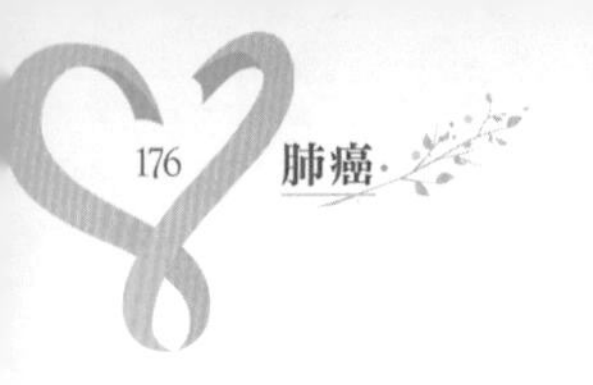

〔內頁〕

一、就診記錄

病症：		
手術方式	日期	術後情況
楔形切除		良好(　) 略有不適 (　　　　)
肺節切除		良好(　) 略有不適 (　　　　)
肺葉切除		良好(　) 略有不適 (　　　　)
袖式肺葉切除		良好(　) 略有不適 (　　　　)
雙肺葉切除		良好(　) 略有不適 (　　　　)
全肺切除		良好(　) 略有不適 (　　　　)
主治醫師		

對於就診記錄，術前，醫師會跟病人或家屬詳談，手術方式這一欄就可以用一個記號「O」圓滿或「V」戰勝來註記。

術後狀況，若是良好你可以簡單註記；若是略有不適，你也可以請家屬記下告知醫護人員。

二、術後追加記錄

	住院日期	放射性治療	化學藥物治療	標靶藥物治療
1				
2				
3				
4				
5				
6				
7				
8				
9				

三、追蹤治療

門診日期	X光	胸部斷層	CEA	正子攝影	腹部超音波	其他

四、復發狀況檢查

檢查日期	骨骼掃描	腦部掃描	核磁共振	正子攝影	其他

五、目前使用藥物

目前使用藥物
1
2
3
4
5

六、門診問題

門診日期
問題： 1 2 3 4 5

醫學新紀元 贏戰肺癌 / 陳晉興口述．陳亞南執筆
— 初版 .-- 新北市：財團法人大地之愛癌症基金會發行，
2014．11 - 冊；公分
ISBN 978-986-90816-0-3（平裝）
1. 醫學作品 2. 勵志作品

| 大地之愛癌症基金會　醫學叢書 |

醫學新紀元　贏戰 **肺癌**

主　　編 | 基金會編輯小組
口　　述 | 陳晉興
執　　筆 | 陳亞南
美術設計 | 林容祺

發 行 人 | 財團法人大地之愛癌症基金會
出　　版 | 財團法人大地之愛癌症基金會
地　　址 | 新北市三重區重陽路一段 144 號
電　　話 | （02）8981-8170
Email | service@cancercare.org.tw
印　　刷 | 中華彩色印刷股份有限公司
初　　版 | 2014 年 11 月